基础医学与临床(二)

主 编 巴 艳 林悦凤
副主编 吴 歆 于 剑 杨 欢

山东大学出版社

图书在版编目(CIP)数据

基础医学与临床.2/巴艳,林悦凤主编.—济南:
山东大学出版社,2016.1
ISBN 978-7-5607-5498-7

Ⅰ.①基… Ⅱ.①巴… ②林… Ⅲ.①基础医学 ②临床医学 Ⅳ.①R3 ②R4

中国版本图书馆 CIP 数据核字(2016)第 023569 号

责任策划:滕希功
责任编辑:唐 棣
封面设计:牛 钧

出版发行:山东大学出版社
社 址 山东省济南市山大南路 20 号
邮 编 250100
电 话 市场部(0531)88364466
经 销:山东省新华书店
印 刷:泰安金彩印务有限公司
规 格:720 毫米×1000 毫米 1/16
16 印张 292 千字
版 次:2016 年 1 月第 1 版
印 次:2016 年 1 月第 1 次印刷
定 价:22.00 元

前　言

为适应高等职业技术教育护理专业“三、二连读”大专段教学的需要，我们参考五年一贯制教学大纲和人民卫生出版社第8版《药理学》《临床护理药理学》编写了本书。全书共分四十一章，内容包括总论、抗微生物药、抗寄生虫药、抗肿瘤药、传出神经系统药物、心血管系统药物、中枢神经系统药物、局麻药、呼吸系统药物、消化系统药物、血液造血系统药物、激素类药物、免疫调节药等。

本书的特点是：①保持了护理专业药理学课程的系统性和教材内容的完整性；②每章后有思考题，以供读者检测对学习目标的掌握情况；③表述科学，文字简明，突出重点和难点，并增添知识链接，拓展知识面；④体现了课程的基础性和铺垫性，紧扣护理专业特点，重在临床实际应用。因此，本书除作为教材外，也可作为护士执业资格考试和职称考试的参考书。

由于编者的编写经验和水平所限，本书难免存在疏漏之处，还请各位同仁及读者批评指正，以便再版时修订。

编委会

2015年11月

目 录

第一章 总 论

第一节 概 述

药物:作用于机体用以预防、治疗、诊断疾病或用于计划生育的化学物质。

药理学:研究药物与机体间相互作用规律的科学。分为药效学和药动学两大部分。

药效学(药物效应动力学):研究药物对机体的作用规律的科学。

药动学(药物代谢动力学):研究机体对药物的影响的科学。

第二节 药物的基本作用——药效学

一、药物的基本作用和作用的选择性

(一)基本作用

兴奋:原有功能活动增强,如腺体分泌增加。

抑制:原有功能活动减弱,如腺体分泌减少。

(二)选择作用

多数药物在一定剂量下,对某组织或器官产生明显的作用,而对其他组织或器官的作用不明显或无作用。药物选择性越高,不良反应越少。药物作用的选择性是药物分类的依据之一。此外,药物的选择作用是相对的,与剂量有关:用药剂量增加时,药物作用范围也在扩大。

二、药物作用的双重性

凡符合用药目的,达到防治疾病效果的作用称防治作用,而不符合用药目

的，或引起不利于患者的反应称为不良反应。

（一）防治作用

1. 预防作用

2. 治疗作用

（1）对因：治本，用药目的在于消除病因。

（2）对症：治标，用药目的在于改善疾病症状。

知识拓展

药源性疾病

药源性疾病（drug-induced disease）是药物和（或）其代谢产物在使用过程中或停药之后所诱发的与治疗目的无关的各种临床体征或症状，表现为人体机能的紊乱，器官和组织结构等方面的改变或损伤。药源性疾病与副作用、急性毒性反应不同，一般损害性较大而不易恢复。

药源性疾病的分类：量效关系密切型、量效关系不密切型、长期用药致病型和药后效应型。

根据受损害的组织器官分类：药源性肝脏疾病、药源性肾脏疾病、药源性消化系统疾病、药源性血液系统疾病、药源性呼吸系统疾病、药源性变态反应等。

对于药源性疾病应以预防为主，在临床用药护理中，应提高认识，加强管理及用药监护，最大限度地减少其发生。

（二）不良反应

1. 副作用　副作用指药物在治疗量时出现的与用药目的无关的作用。

特点：①一般危害不大。②副作用与治疗作用可随用药目的不同而相互转化。③是药物本身所固有的药理作用，是可以预知的。④药物作用选择性低、作用范围广所致。

2. 毒性反应　毒性反应是由于用药剂量过大、用药时间过长或机体敏感性过高引起的对机体的严重损害。各种药物毒性反应的性质不同，通常是可以预知的。

（1）急性毒性反应：药物过量后立即发生。

（2）亚急性或慢性毒性反应（三致：致癌、致畸胎、致突变）：用药时间过长蓄积后渐产生。

3. 超敏反应　超敏反应指已被致敏的机体对某些药物产生一种异常的

或病理性的免疫反应。

特点：与用药剂量无关，不易预知，与个人体质有关。

4. 后遗效应 后遗效应指停药后血药浓度降至有效浓度以下时残存的药理效应。如服用镇静催眠药后，次晨出现的宿醉现象；长期应用肾上腺皮质激素，一旦停药后出现的医源性肾上腺皮质萎缩。

5. 继发反应 继发反应指继药物治疗作用后所产生的不良后果。如长期应用广谱抗生素，敏感菌被抑制，不敏感菌大量繁殖所致二重感染。

三、药物作用机制

（一）药物与受体结合发挥作用

1. 受体与配体

(1)受体：细胞的一类特殊蛋白质，存在于细胞膜、细胞质、细胞核中，能选择性地与某些化学物质相结合，引起细胞的生理效应。

(2)配体：选择性地与受体结合并引起效应的物质。如神经递质、激素、自体活性物质和化学结构与之相似的药物等。

2. 药物与受体结合 药物与受体的结合具有特异性，且是可逆的。药物与受体结合引起效应，需具备两个条件——亲和力（药物与受体结合的能力）和内在活性（药物激动受体的能力）。根据药物与受体相互作用的特点可将药物分类，如表 1-1 所示。

表 1-1 根据与受体的相互作用对药物的分类

药物分类	亲和力	内在活性
受体激动药	有	有
受体拮抗药	有	无
受体部分激动药	有	较弱

3. 受体的调节 受体的数目、亲和力和效应力，可受生理、病理、药物等因素的影响而发生改变，称为受体的调节。

(1)受体的向上调节：受体的数目增多、亲和力增加或效应力增强，称为向上调节。向上调节的受体对再次用药非常敏感，药效增强，此现象称为受体增敏。受体激动药水平降低或长期应用受体拮抗药可引起受体增敏。受体的向上调节和增敏也是造成某些药物停药后产生反跳现象的原因，临床用药时应予注意。

(2)受体的向下调节：受体的数目减少、亲和力降低或效应力减弱，称为向下调节。向下调节的受体对再次用药反应迟钝，效应减弱，此现象称为受体脱敏。反复多次使用受体激动药可引起受体脱敏，受体的向下调节和脱敏是机体对药物产生耐受性的原因。

(二)药物的其他作用机制

1. 改变某些酶的活性
2. 参与干扰机体的代谢过程
3. 影响生物膜的通透性或离子通道
4. 改变理化环境
5. 影响递质的释放或激素的分泌

四、药物的量效关系与安全性评价

药物作用的产生与体内的药量有密切关系。在一定范围内，用药量越大，血药浓度越高，作用也就越强，此为药物的量效关系；但超过一定范围，随用药量的增加，血药浓度不断升高，则会引起毒性反应，甚至死亡。因此，临床用药有严格的剂量限制，剂量不同，药物效应不一。根据量效关系曲线(见图 1-1)可知，用药量过小时，不出现防治作用，此剂量为无效量；随用药量增加，开始出现防治作用，此剂量为最小有效量；用药量继续增加，直至出现最大治疗效果，此剂量为最大治疗量，又称极量，是安全用药的极限，剧毒药物有极量的限制；超过极量继续用药，引起毒性反应的最小剂量为最小中毒量；引起死亡的量为致死量。在最小有效量和极量之间可产生治疗效果，而又不易中毒的剂量，称为治疗量；在治疗量中采取比最小有效量大些，但比极量小些且疗效显著的剂量，称为常用量。

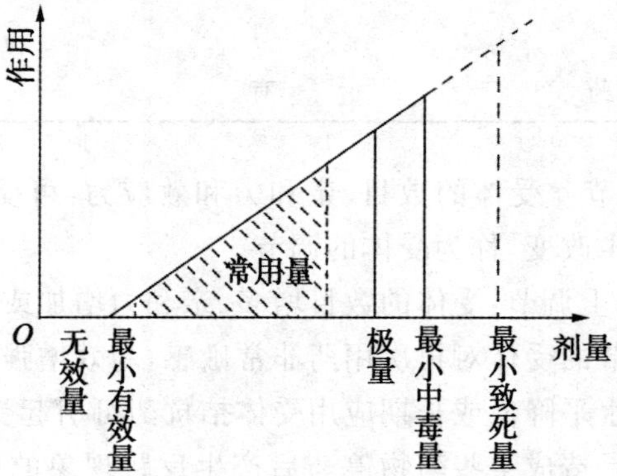

图 1-1　剂量与药物作用的关系示意图

为保证用药安全，正确评价药物的安全性，目前常用的安全性指标是治疗指数。治疗指数＝半数致死量（LD_{50}）/半数有效量（ED_{50}），治疗指数越高，安全性越大。半数致死量是指在测定药物毒性反应的动物实验中，使半数实验动物死亡的用药量。半数有效量是指在测定药物疗效的动物实验中，使半数实验动物出现疗效的用药量。

第三节　机体对药物的影响——药动学

药物代谢动力学简称药动学，是研究药物在体内的吸收、分布、代谢、排泄等动态的量变过程的科学。研究药动学有助于临床合理用药及剂量设计。

一、药物的跨膜转运

药物的体内过程如吸收、分布、排泄均需通过体内的各种生物膜，这一过程称为药物的跨膜转运。跨膜转运主要有被动转运和主动转运两种方式。

（一）被动转运

药物顺电化学差由高向低的转运方式，不耗能。

1. 简单扩散　简单扩散是大多数药物的转运方式，又称脂溶性扩散，指脂溶性药物溶解于细胞膜的脂质层，顺浓度差通过细胞膜的转运方式。简单扩散与药物的理化性质，如分子量、油水分配系数、脂溶性、极性、离解度有关。由于大多数药物是弱电解质，在体液内存在离解型、非离解型两种形式，而离解型药物带电荷，在生物膜一侧形成离子屏障，不能通过生物膜，故药物转运的多少就与药物存在的内环境 pH 和自身的离解常数 pK_a 有关。pK_a 是指弱酸性或弱碱性药物在 50%离解时溶液的 pH，表示药物的离解度，各种药物有其固定的 pK_a 值。同一药物所处体液的 pH 有变化，其离解度也可发生显著变化，从而影响药物的转运。一般而言，弱酸性药物在酸性环境离解少，非离解型多，易跨膜转运；弱酸性药物在碱性环境离解多，非离解型少，不易通过生物膜。反之，弱碱性药物在碱性环境中转运的多，而在酸性环境中转运的少。口诀：酸酸碱碱易吸收。

2. 膜孔扩散　膜孔扩散又称滤过。指直径小于膜孔的水溶性药物，借助膜两侧的流体静压和渗透压差，跨过膜孔道的转运方式，如药物通过肾小球的滤过。

3. 易化扩散　易化扩散包括载体转运和离子通道转运。其中载体转运需要载体，具有如下特点：①载体具有高度特异性；②存在饱和现象和竞争性抑制现象。如维生素 B_{12} 经胃肠道吸收，葡萄糖进入红细胞内等就是通过易化扩散方式转运。

（二）主动转运

主动转运是药物逆电化学差由低向高、耗能的转运方式。其特点是：①需要载体；②消耗能量；③载体对药物具有高度特异性；④有饱和现象和竞争抑制现象。药物的主动转运主要在神经元、肾小管及肝细胞中进行，如青霉素主要经肾小管主动转运至尿排出。

二、药物的体内过程

药物进入机体到药物从机体消除的全过程称为药物的体内过程，包括吸收、分布、生物转化和排泄四个环节。生物转化和排泄统称为消除。

（一）吸收和影响因素

吸收是指药物自给药部位进入血液循环的过程，影响药物作用的快慢和强弱。

1. 给药途径　给药途径是决定吸收速率和程度的重要因素。胃肠道给药有口服、舌下、直肠给药等途径；常见的注射给药有静脉（静脉注射和静脉滴注）、皮下、皮内、肌内注射等途径。此外，还有吸入及皮肤给药等。除静脉注射外，其他给药途径均有吸收过程。口服是最常用的给药方法，绝大多数药物主要在小肠上部吸收。皮下和肌内注射可通过细胞间隙较大的毛细血管壁被吸收，一般药物均可通过。皮内注射因用药量甚少，仅作过敏试验用。舌下含服、灌肠、或栓剂给药，由于吸收不经门静脉进肝脏，破坏较少，作用较快。肺泡上皮表面积很大，挥发性药物吸收非常迅速。完整的皮肤除对少数脂溶性极大的药物能吸收外，多数药物均不易穿透。

2. 首关消除　由胃肠道吸收的药物，经门静脉进入肝，有些药物首次通过肝时即被转化灭活，使进入体循环的药量减少，药效降低，此现象称为首关消除。如硝酸甘油首关消除率达90%，不宜口服给药。

3. 影响药物吸收的因素

（1）药物的理化性质：一般药物分子小、脂溶性高、溶解度大、离解度小者易被吸收。

（2）药物的剂型：如口服片剂较溶液制剂吸收慢；油注射剂或混悬剂在注射部位形成小型储库，较水溶液吸收缓慢持久。

（3）吸收环境：注射部位血循环状况影响吸收，如休克时皮下和肌内注射吸收速度均大大减慢，宜静脉给药达到急救目的。此外，胃的排空速度、肠蠕动的快慢、pH、肠内容物的多少和性质均可影响吸收。

(二)分布和影响因素

分布是指药物被吸收后,随血液到达各组织器官的过程。药物在体内分布是不均匀的,药物在组织器官分布的浓度不同,影响到药物对各组织器官的作用强度。

影响药物分布的因素主要有:

1. 药物的理化性质和体液的 pH　脂溶性药物或小分子水溶性药物易通过毛细血管壁,由血液分布到组织;水溶性大分子药物或离子型药物难以透出血管壁进入组织。血液和细胞间液的 pH 约为 7.4,细胞内 pH 约为 7.0,故弱酸性药物在细胞外离解多,不易进入细胞内,而弱碱性药物较易分布到细胞内。如弱酸性药物巴比妥类中毒,可碱化体液使脑细胞内药物量减少。

2. 药物与血浆蛋白结合　多数药物可不同程度地与血浆蛋白结合,药物与血浆蛋白的结合率是影响药物在体内分布的重要因素。药物与血浆蛋白结合具有以下特点:①可逆的;②暂时失去药理活性;③分子增大,限制了转运;④药物之间存在竞争蛋白结合的置换现象;⑤血浆蛋白结合率高的药物显效慢,作用持续时间长。

3. 药物与组织的亲和力　有些药物对某些组织有特殊的亲和力,在该组织中的浓度较高。如氯喹在肝中浓度比血浆中浓度高 700 倍,故可用于治疗阿米巴肝脓肿。

4. 体内屏障

(1)血-脑屏障:由血-脑、血-脑脊液、脑-脑脊液三种屏障组成。许多分子较大、极性高的药物不易穿过,不能进入脑组织。当药物与血浆蛋白结合后,分子变大,就不易穿透血-脑屏障进入脑组织。新生儿血-脑屏障发育不完全,中枢神经系统易受药物影响,用药时应慎重。当脑膜发生炎症时,可增加血-脑屏障的通透性。

(2)胎盘屏障:其通透性与一般细胞膜相似。实验证明,几乎所有母体所用药物均能不同程度地进入胎儿体内。有些药物对胎儿发育有损害,因此孕妇用药应特别谨慎。

(3)血-眼屏障:包括血-房水、血-视网膜屏障。采用全身给药方法,很难在眼内达到有效治疗浓度,应用结膜囊给药、结膜下给药或球后注射给药,既能有效提高眼内药物浓度,又可减少全身不良反应。

5. 组织、器官血流量　药物分布的快慢与组织器官血流量有关。高灌注量的心、脑、肾、肺、肝等组织,药物分布速率快,药量多;而低灌注量的肌肉、皮肤、脂肪等组织,药物分布速率慢,药量少。

知识拓展

血浆蛋白结合率高的药物间的相互作用

多种血浆蛋白结合率高的药物同时应用，若药物间竞争血浆蛋白的同一结合部位，可使药物的游离型增多、疗效增强或产生毒性（见表1-2）。

表 1-2

药物1	与药物1存在竞争结合的药物2	同时应用导致的后果
长效磺胺药 保泰松 水杨酸类	甲苯磺丁脲	低血糖
保泰松 苯磺唑酮 依他尼酸	华法林	出血
磺胺类 水杨酸	甲氨蝶呤	血细胞减少
乙胺嘧啶	奎宁	金鸡纳反应

（三）生物转化

药物在体内发生的化学结构的变化称为生物转化或药物代谢。药物代谢的速率决定了药物作用的强度和持续时间。大多数药物经转化后失去药理活性成为代谢产物排出体外，称为灭活。少数药物只有经过转化后才具有药理活性，称为活化。也有药物不经生物转化，而是以原形由肾排泄。

药物在体内的生物转化方式有氧化、还原、水解和结合。药物的生物转化需要靠酶的催化，体内药物代谢酶主要有两大类：

1. 非特异性酶　非特异性酶一般指肝微粒体混合功能酶系统，因存在于肝细胞的内质网中，故又称为肝药酶，是药物转化的主要代谢酶，所以肝是药物代谢的主要器官。肝药酶的活性和数量个体差异性大，受遗传因素、年龄、营养、病理状态及药物作用的影响。能使肝药酶活性增强或合成增多的药物称为肝药酶诱导剂；能使肝药酶活性减弱或合成减少的药物称为肝药酶抑制剂。经肝药酶催化代谢的药物与肝药酶诱导剂或肝药酶抑制剂合用时，应注意调整剂量。

2. 特异性酶　特异性酶催化特定的底物，如胆碱酯酶选择性降解乙酰胆碱。

知识拓展

肝药酶诱导剂及抑制剂与其他药物间的相互作用

肝药酶诱导剂通常可使某些药物的代谢加速，而降低该药药效；肝药酶抑制剂则相反（见表 1-3）。

表 1-3

肝药酶诱导剂	代谢被加强的药物	临床后果
巴比妥类	洋地黄毒苷 类固醇激素	血药浓度降低，药效减弱或不良反应减轻
乙醇、保泰松、苯妥英钠	口服降血糖药	
利福平、灰黄霉素	口服抗凝药	
肝药酶抑制剂	**代谢被抑制的药物**	**临床后果**
西咪替丁	苯二氮䓬类	血药浓度升高，药效增强或出现毒性反应，引起出血、低血糖、骨髓抑制等
氯霉素、异烟肼	苯妥英钠	
别嘌呤醇	口服降血糖药 口服抗凝药 巯唑嘌呤	
单胺氧化酶抑制剂	哌替啶	
肾上腺皮质激素	三环抗抑郁剂，环磷酰胺	

（四）排泄

排泄是药物从体内以原形药或代谢产物的形式被排出体外的过程。肾是最重要的排泄器官。

1. 肾排泄　大多数药物及其代谢产物通过肾小球滤过，少数药物经过肾小管主动分泌。当肾功能不全时，药物排泄速率减慢。

(1)肾小球滤过：有些药物经肾小球滤过后，又有部分被肾小管重吸收，重吸收多少与药物的脂溶性、尿量、尿液酸碱度有关，可影响药物排泄量的多少。脂溶性药物重吸收较多，水溶性药物重吸收较少；尿量增多，尿液中药物浓度降低，重吸收减少；尿液 pH 能影响药物的离解度，从而影响药物的重吸收与排泄量的多少。口诀：酸碱碱酸易排泄。

表 1-4　尿液 pH 对弱酸性和弱碱性药物的影响

酸性尿液	离解	重吸收	排泄
弱酸性药物	↓	↑	↓
弱碱性药物	↑	↓	↑
碱性尿液	**离解**	**重吸收**	**排泄**
弱酸性药物	↑	↓	↑
弱碱性药物	↓	↑	↓

(2)经肾小管主动分泌：主动转运过程，需要载体参与，有主动转运弱酸性和弱碱性两个转运系统，但此类转运为非特异性，且转运能力有限，所以多个转运机制相同的药物同用时，可发生竞争抑制现象，如丙磺舒能减少青霉素的排泄，可增强其抗菌效果。

2. 胆汁排泄　某些药物或其代谢产物可从胆汁排泄，进入十二指肠后可再吸收，形成肝肠循环。肝肠循环率高的药物排泄慢，作用时间长。

3. 其他排泄途径　经乳汁、唾液腺、汗腺等途径排泄。

三、药物代谢动力学基本参数及概念

1. 恒比消除与恒量消除

(1)恒比消除(一级动力学)：药物在单位时间内按恒定百分比消除。这是大多数药物的消除方式。

(2)恒量消除(零级动力学)：药物在单位时间内按恒定数量消除。这是血药浓度超过机体恒比消除能力时的消除方式。

2. 药物半衰期($t_{1/2}$)

(1)定义：一般指血浆半衰期，即血浆药物浓度下降一半所需要的时间。按恒比消除的药物，半衰期是个常数。

(2)意义：①确定药物基本消除的时间(经 4～5 个半衰期，体内药物消除约 97%)；②确定给药间隔时间；③确定达到稳态血药浓度的时间。

半衰期大小反映药物自体内消除的快慢，半衰期的变化可反映消除器官功能的变化。肾功能减退的患者，药物半衰期延长，给药时需要调整剂量。

3. 坪值(稳态血药浓度) 恒时恒量给药，约经过5个半衰期，基本达到稳态血药浓度，称为坪值，此时吸收速率与消除速率几乎相近。临床上药物治疗监测须在达到稳态血药浓度后采集血样，所以需要计算血药浓度达坪值的时间。

4. 生物利用度(F) 生物利用度是反映药物被机体吸收利用的程度和速率的一种量度。

$$\text{生物利用度}=\frac{\text{吸收进入体循环药量}}{\text{给药剂量}}\times 100\%$$

生物利用度能反映含量相同的不同制剂能否产生相同的治疗效应。不同药厂生产的同一种剂型的药物，甚至同一个药厂生产的同一种药品的不同批产品，生物利用度有可能产生很大的差别，与药物颗粒大小、其他理化特性及生产质量控制情况等都有关。

5. 清除率(CL) 清除率是指机体消除器官在单位时间内清除药物的血浆容积，即单位时间内将多少体积血浆中的药物清除出去。总清除率是体内肝、肾和其他所有消除器官清除药物的总和。由于大多数药物通过肾脏排泄，因此肾清除率是医学上最常用的药动学参数。

第四节 影响药物作用的因素

一、药物因素

药物的理化性质、剂量、剂型和给药途径等对药物作用有明显影响，其中有关理化性质、剂量对药效的影响前面已有阐述。

(一)药物剂型

剂型对药物作用的影响主要表现在体内吸收过程方面，吸收快慢与多少影响到药物作用的快慢与强弱。如水溶液注射剂较油剂、混悬剂吸收快，但维持时间短；口服给药吸收速率：溶液剂＞散剂＞片剂。

(二)给药途径

一般情况下，不同给药途径影响药效快慢与强弱，但某些情况下不同给药途径甚至会影响到药物作用的性质，如硫酸镁口服给药产生导泻、利胆作用，而注射给药产生抗惊厥、降压作用，外用则消肿止痛。了解不同给药途径的优缺点，以便根据病情需要正确选择。

1. 经消化道吸收的给药途径

(1)口服：最常用、最安全、经济方便的给药方法。适用于大多数药物和患者，但药物吸收慢而不稳定，且易受胃肠功能、消化酶、胃肠内容物的影响，不适于急救、昏迷、胃肠反应大的患者。

(2)舌下给药：吸收迅速，给药方便，可避免首关消除，但吸收面积较小，适用于脂溶性较高、用量较少的药物。

(3)直肠给药：灌肠或以栓剂置入直肠或结肠，经黏膜吸收，起效快。经直肠吸收的药物，约 50%不经过肝脏。

2. 注射给药　常用的注射方式有皮下注射、肌内注射、静脉注射、静脉滴注。注射给药适用于危急、不能口服的患者或药物。注射用的药物制剂质量要求较高，且必须严格灭菌，用药前需仔细进行外观检查，并核实其批号和有效期等。

(1)静脉注射、静脉滴注：药物的水溶液直接进入静脉血流中，作用迅速可靠，但也增加了发生不良反应的可能性。这种给药方法不适用于油剂和混悬剂。

(2)皮下注射：吸收慢，作用较持久，适用于对组织无刺激性的药物，否则可引起剧烈疼痛和组织坏死。

(3)肌内注射：吸收较皮下注射快，适用于油剂和某些刺激性药物。

3. 吸入给药

气体或易挥发的药物可经呼吸道吸入，吸入后迅速产生作用。此外，不易挥发的药物配成溶液经雾化以气雾剂形式吸入，可直接作用于气道局部疾患或产生吸收作用。

二、机体方面的因素

(一)年龄与体重

1. 一般剂量　一般剂量指 18～60 岁成年人的药物平均剂量。

(1)老年人：各器官功能减退，药物代谢和排泄能力降低，用药剂量一般为成人的 3/4。此外，老年人对中枢抑制药、心血管系统药、非甾体类抗炎药等药物敏感性高，易发生不良反应，应慎用。

(2)小儿：除体重轻，血浆蛋白低，体液比重高等生理特点外，各器官功能发育不完善，药物代谢排泄减慢，易发生毒性反应，且影响生长发育的药物应慎用或禁用。

2. 常用药量计算方法　①根据年龄计算；②根据体重计算；③根据体表面积计算。

（二）性别

女性特殊生理阶段如月经期、妊娠期、哺乳期等用药应予注意。

（三）遗传因素

遗传是药物代谢和效应的决定因素，表现在遗传多态性、种族差异、个体差异、特异质反应等方面。个体差异指各方面条件相同的人群中仍有少数人对药物的反应性不同。特异质反应通常与遗传变异有关，是一种性质异常的药物反应，一般有害，甚至危及生命，如葡萄糖-6-磷酸脱氢酶缺乏的个体，服用磺胺药、伯氨喹易引起溶血反应。

（四）病理状态

病理状态可以使机体对药物的反应性或药物的体内过程发生改变，从而影响药物的作用。

（五）心理因素

患者的心理因素可影响药物的作用，其中以患者的情绪、对药物及医护人员的信赖常见，如安慰剂效应。安慰剂一般指由本身没有特殊药理活性的中性物质如乳糖、淀粉等制成的外形似药的制剂。

（六）长期用药引起的机体反应性变化

1. 耐受性和耐药性　耐受性为机体在连续多次用药后反应性降低。耐药性是指病原体或肿瘤细胞对反复应用的化学治疗药物的敏感性降低，也称抗药性。

2. 依赖性和停药症状　依赖性是在长期应用某种药物后，机体对这种药物产生了生理性的或是精神性的依赖和需求，分生理依赖性和精神依赖性两种。生理依赖性也称躯体依赖性，具有耐受性和戒断症状。精神依赖性是需要药物缓解精神紧张和情绪障碍、但无耐受性和戒断症状的一种依赖性。

患者在长期反复用药后突然停药可发生停药症状或称停药综合征，如长期应用β肾上腺素受体阻断药的高血压患者突然停药后，血压和心率可反跳性升高，这类长期用药患者须逐渐减量停药。

三、药物相互作用

同时或相隔一定时间内使用两种或两种以上药物称为联合用药，其目的是提高药物疗效，减少不良反应，延缓机体耐受性或病原体耐药性的产生。但多种药物合用可产生药物间的相互影响，即药物的相互作用。

联合用药可能使药物原有的作用增强，称为协同作用；也可能使药物原有的作用减弱，称为拮抗作用。药物相互作用机理可以是直接的理化反应，也可以是药动学或药效学上的相互作用。药物在体外发生理化反应从而影响药物疗效或引起毒性反应，称为配伍禁忌，护理人员应注意审查配伍用药方案。

第五节 护理人员在药物治疗中的责任

一、护理程序在药物治疗中的作用

1. 护理评估

(1)病史：急(慢)性疾病史及现状，身体基本状况，有无耐药、禁忌证等。

(2)用药史：包括治疗性用药和非治疗性药物(如补品等)，是否对药物有依赖性，有无药物和食物过敏史等。

(3)患者和家属对药物治疗的有关知识。

2. 护理诊断　现存或潜在的健康问题。常见的陈述方式为“诊断名称+相关因素”。

3. 护理计划　护理计划包括预期结果和护理措施。

4. 实施计划　依据已制定的护理措施进行护理，确保计划落实，并注意随时书写护理记录，观察评估患者的健康状况和对护理措施的反应，以进行相应调整。

5. 护理评价　依据实施后的结果评价是否达到了预期目标，随时进行调整。

二、合理用药对护理人员的要求

1. 护士应熟悉医嘱和药品使用程序，有问题时可及时与相关医生、药师、其他护士联系。

2. 药物使用前须核实医嘱，应在第一次给药前仔细核对发药单，护士必须进行药品检查(如有效期和大致外观检查)，如有异常不能使用，与药房等相关部门联系，查明原因。

3. 药品使用时必须严格执行“三查”“七对”的原则，避免发生医疗差错和事故；用药后还应观察药物疗效和不良反应，如有异常及时记录并通知医生。

4. 所有药品使用要按预定的次序进行，药品在使用前不能去掉包装和标签，使用后应立即完整记录使用情况。

5. 如果药品剂量超过常规给药剂量，则其药单需要核查，必要时与医生或药师联系。

6. 对患者进行用药指导，当患者对药品提出问题时，护士应耐心听取、解答问题，如有疑问再核查一遍，保证用药安全。

思考题

一、名词解释

1. 药理学 2. 药效学 3. 不良反应 4. 毒性反应 5. 副作用 6. 后遗效应 7. 常用量 8. 治疗指数 9. 极量 10. 受体激动药 11. 受体拮抗药 12. 首关消除 13. 药酶诱导剂 14. 恒比消除 15. 半衰期 16. 生物利用度 17. 耐受性 18. 依赖性 19. 停药症状 20. 配伍禁忌

二、选择题

1. 下列对药物作用的选择性的叙述，错误的是 （ ）
   A. 选择性是相对的　　B. 是药物分类的依据
   C. 与药物剂量大小无关　　D. 是临床选药的基础
   E. 大多数药物均有各自的选择作用
2. 下列有关药物变态反应的叙述，错误的是 （ ）
   A. 严重时可发生过敏性休克
   B. 是一种病理性免疫反应
   C. 与个人体质有关
   D. 与用药剂量有关
   E. 不易预知
3. 青霉素治疗大叶性肺炎是 （ ）
   A. 对因治疗　　B. 对症治疗　　C. 预防
   D. 安慰治疗　　E. 补充治疗
4. 一肺结核患者，给予抗结核药物利福平、异烟肼和链霉素治疗，用药一个月后患者出现耳鸣，继而听力减退。该患者发生的不良反应是 （ ）
   A. 副作用　　B. 毒性反应　　C. 继发反应
   D. 后遗效应　　E. 变态反应
5. 药物最常用的给药方法是 （ ）
   A. 口服　　B. 肌内注射　　C. 静脉滴注
   D. 皮下注射　　E. 舌下给药
6. 碱化尿液可使弱酸性药物 （ ）
   A. 离解↑，再吸收↓，排出↑　　B. 离解↑，再吸收↑，排出↑
   C. 离解↓，再吸收↑，排出↓　　D. 离解↓，再吸收↑，排出↑

E. 离解↑，再吸收↓，排出↓

7. 给药间隔时间不变，恒量给药时，约经过几个半衰期血药浓度达到坪值（　　）

A. 1～2个　B. 2～3个　C. 3～4个
D. 4～5个　E. 5～6个

8. 肝肠循环率高，则（　　）

A. 药物作用快　B. 药物作用慢　C. 药物作用强
D. 药物作用弱　E. 药物作用时间长

9. 患者，35岁，因创伤反复应用哌替啶止痛，伤愈出院后停用哌替啶，出现烦躁不安、流泪、出汗、恶心、呕吐、惊厥等症状，表明患者对哌替啶产生了（　　）

A. 毒性反应　B. 后遗效应　C. 精神依赖性
D. 生理依赖性　E. 耐受性

10. 患者心绞痛急性发作，应用硝酸甘油时采用舌下给药，而不口服，目的是（　　）

A. 避免胃肠刺激　B. 避免首关消除　C. 减轻毒性反应
D. 减少副作用　E. 给药方便

11. 药酶诱导剂可使其他药物（　　）

A. 作用时间延长　B. 作用效果增强　C. 毒性增强
D. 作用效果减弱　E. 作用显效快

12. 新生儿感染不宜选用血浆蛋白结合率高的抗菌药物，以免加重黄疸，原因是（　　）

A. 促进胆红素肝肠循环　B. 抑制胆红素排泄
C. 抑制胆红素代谢　D. 与胆红素竞争血浆蛋白结合
E. 加速胆红素合成

13. 显效最快的给药方法是（　　）

A. 口服　B. 舌下含服　C. 吸入
D. 肌内注射　E. 静脉注射

二、问答题与分析题

1. 简述常见不良反应的类型。

2. 患者王某，男，40岁，因过食生冷后出现腹痛、腹泻，医生给予阿托品0.3 mg，服药后腹痛、腹泻缓解，但患者感觉视物模糊、口干等。患者用药后出现了何种不良反应？这种不良反应类型的特点是什么？

3. 某患者，高血压病史 5 年，口服普萘洛尔治疗，血压较平稳，控制在 140/90 mmHg。近期出现头晕，测血压为 160/100 mmHg，自行停用普萘洛尔，根据药品说明书改用氨氯地平。第二天晨起头晕加重，测血压为 180/105 mmHg。分析：发生了什么现象？原因是什么？如何指导患者用药预防此现象的发生？

第二章　传出神经系统药物概论

传出神经系统包括自主神经系统（旧称植物神经系统）和运动神经系统（见图 2-1）。自主神经系统又分为交感神经系统和副交感神经系统两大类，主要支配心脏、平滑肌、腺体及眼等效应器官多种生理功能的调节。运动神经系统则支配骨骼肌。

自主神经自中枢神经系统发出后，都要经过神经节中的突触，更换神经元，然后才达到效应器。因此，有节前纤维和节后纤维之分。运动神经自中枢发出后，中途不更换神经元，直接到达骨骼肌，因此无节前和节后纤维之分。

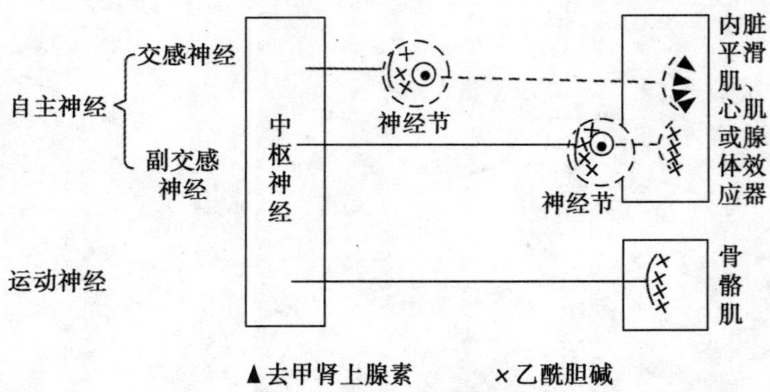

图 2-1　传出神经系统分类模式图

第一节　概　述

一、传出神经的递质及分类

当神经冲动到达神经末梢时，在突触部位从末梢释放出化学传递物，称为递质。通过递质作用于次一级神经元或效应器的受体，发生效应，从而完成神经冲动的传递过程。作用于传出神经系统的药物主要是在突触部位影响递质或受体而发挥作用。

传出神经递质主要有乙酰胆碱和去甲肾上腺素两种。传出神经按其末梢分泌的递质不同,分为胆碱能神经和去甲肾上腺素能神经两大类。

(一)胆碱能神经

兴奋时其末梢释放乙酰胆碱(Ach)。包括:①全部交感神经和副交感神经的节前纤维;②运动神经;③全部副交感神经的节后纤维;④极少数交感神经节后纤维,如支配汗腺的分泌神经和骨骼肌的血管舒张神经。

(二)去甲肾上腺素能神经

兴奋时其末梢释放去甲肾上腺素(NA)。绝大多数交感神经节后纤维都属此类。

二、传出神经的受体分布和效应

受体的命名常根据能与之选择性地相结合的递质或药物而定。传出神经末梢主要释放两种递质,因而受体主要分为两大类,即胆碱受体和肾上腺素受体。

(一)胆碱受体及效应

能选择性地与乙酰胆碱结合的受体称胆碱受体。可分为:

1. M受体(毒蕈碱型胆碱受体)　位于副交感神经节后纤维所支配的效应器细胞膜上的胆碱受体对以毒蕈碱为代表的拟胆碱药较为敏感,故这部分受体称为毒蕈碱型胆碱受体(M胆碱受体)。M胆碱受体又可分为M_1、M_2、M_3、M_4、M_5受体。M_1受体主要分布于神经节细胞和腺体细胞;M_2受体主要分布于心脏;M_3受体主要分布于平滑肌和腺体细胞;M_4、M_5受体作用不清楚。当M胆碱受体被激动时,可引起心脏抑制(心脏收缩力减弱,传导减慢,心率下降,心脏输出量减少,耗氧量减少),胃肠道平滑肌收缩(或痉挛)引起疼痛,血管扩张,支气管平滑肌收缩(因痉挛)引起哮喘,腺体(如汗腺、唾液腺、泪腺、支气管腺体等)分泌增加、瞳孔缩小、调节痉挛等效应,这组效应均称为M样作用。

2. N受体(烟碱型胆碱受体)　位于神经节细胞膜和骨骼肌细胞膜上的胆碱受体对烟碱比较敏感,故这些部位的受体称为烟碱型胆碱受体(N胆碱受体),可分为N_1受体及N_2受体两种亚型。N_1受体主要分布在自主神经节神经元细胞和肾上腺髓质细胞膜上,当其被激活时,可引起神经节兴奋,使交感神经节后纤维末梢释放去甲肾上腺素，副交感神经节后纤维末梢释放乙酰胆碱，从而产生相应效应。此外，肾上腺髓质分泌肾上腺素增加。N_2受体主要分布在骨骼肌细胞膜上，当其被激动时表现为骨骼肌收缩。N_1受体及N_2受体激动后的效应统称为N样作用。

（二）肾上腺素受体及效应

能选择性地与去甲肾上腺素或肾上腺素结合的受体称肾上腺素受体。可分为：

1. α受体（α肾上腺素受体） 根据α受体对选择性激动药和拮抗药的亲和力不同，又可分为α_1和α_2两个亚型。α_1受体主要分布在皮肤、黏膜及内脏血管上，当其被激活时，可引起该部位血管收缩。α_2受体主要分布在血小板、脂肪细胞及去甲肾上腺素能神经末梢上。

2. β受体（β肾上腺素受体） 根据β受体对选择性激动药和拮抗药的亲和力不同，又可分为β_1、β_2及β_3三个亚型。其中β_1受体主要分布在心脏和肾小球旁系细胞，效应是使心脏兴奋，肾素分泌增加；β_2受体主要分布在血管和支气管平滑肌细胞，能使血管扩张，支气管平滑肌松弛，糖原分解；β_3受体主要分布在脂肪细胞，可使脂肪分解。β受体被激动所产生的效应称为β型效应。

3. DA受体（多巴胺受体） 能选择性地与DA结合的受体称为DA受体，位于肾、肠系膜、心、脑等部位，激动其可导致该组织部位的血管扩张。

三、传出神经系统药物作用方式及分类

（一）传出神经系统药物作用方式

1. 直接作用于受体 药物与胆碱受体或肾上腺素受体结合后，产生激动或阻断受体的效应，分别称为该受体的激动药或阻断药（拮抗药）。

2. 影响递质的生物合成、转化、释放或储存 药物影响Ach或NA的生物合成、转化或储存，使Ach或NA释放的量发生变化，产生拟似激动或拮抗的作用。如乙酰胆碱的灭活主要是通过突触间隙的乙酰胆碱酯酶水解，抗胆碱酯酶药通过抑制乙酰胆碱酯酶的活性，能妨碍乙酰胆碱的水解，提高其浓度，产生拟胆碱效应，即属这类作用方式。

（二）传出神经系统药物分类

根据药物作用性质及作用部位，可对传出神经系统药物进行分类，如表2-1所示。

表 2-1　传出神经系统药物的分类

激动药	阻断药
1. 胆碱受体激动药	1. 胆碱受体阻断药
(1)M、N 受体激动药(乙酰胆碱)	(1)M 受体阻断药
(2)M 受体激动药(毛果云香碱)	①非选择性 M 受体阻断药(阿托品)
(3)N 受体激动药(烟碱)	②M_1 受体阻断药(哌仑西平)
2. 胆碱酯酶抑制药(新斯的明)	(2)N 受体阻断药
3. 肾上腺素受体激动药	①N_1 受体阻断药(美卡拉明)
(1)α、β 受体激动药(肾上腺素)	②N_2 受体阻断药(琥珀胆碱、筒箭毒碱)
(2)α 受体激动药	2. 肾上腺素受体阻断药
①α_1、α_2 受体激动药(去甲肾上腺素)	(1)α 受体阻断药
②α_1 受体激动药(去氧肾上腺素)	①α_1、α_2 受体阻断药(酚妥拉明)
③α_2 受体激动药(可乐定)	②α_1 受体阻断药(哌唑嗪)
(3)β 受体激动药	③α_2 受体阻断药(育亨宾)
①β_1、β_2 受体激动药(异丙肾上腺素)	(2)β 受体阻断药
②β_1 受体激动药(多巴酚丁胺)	①β_1、β_2 受体阻断药(普萘洛尔)
③β_2 受体激动药(沙丁胺醇)	②β_1 受体阻断药(阿替洛尔)
	(3)α、β 受体阻断药(拉贝洛尔)

思考题

一、选择题

1. α 受体激动时的效应不包括　(　　)

A. 血管收缩　B. 支气管平滑肌松弛　C. 瞳孔扩大

D. 血压升高　E. 括约肌收缩

2. β 受体兴奋时不会引起　(　　)

A. 兴奋心脏　B. 血管扩张　C. 平滑肌松弛

D. 脂肪分解　E. 瞳孔收缩

3. M 样作用不包括　(　　)

A. 血管舒张　B. 平滑肌收缩　C. 瞳孔缩小

D. 血压升高　　　　E. 心脏抑制

4. 乙酰胆碱灭活的主要方式　　　　（　　）

A. 被重新摄取　　　　B. 被胆碱酯酶水解　　C. 被单胺氧化酶水解

D. 被胆碱乙酰化酶水解　　　D. 被儿茶酚氧位甲基转移酶水解

二、问答题

简述传出神经受体的分类、分布及效应。

第三章　拟胆碱药的用药护理

拟胆碱药是一类与生理递质乙酰胆碱作用相似的药物，按其作用方式不同，可分为直接作用于胆碱受体的胆碱受体激动药和间接发挥拟胆碱作用的抗胆碱酯酶药两大类。

第一节　胆碱受体激动药

一、M 胆碱受体激动药

M 受体激动药是一类能选择性地与 M 受体结合并激动该受体，产生 M 样作用的药物。

毛果云香碱

毛果云香碱又名匹罗卡品。

【作用和临床应用】

本药能直接激动 M 受体，产生 M 样作用，对眼和腺体的作用最为明显。

1. 对眼的作用(见图 3-1)

(1)缩瞳：毛果芸香碱水溶液滴眼后能直接激动瞳孔括约肌上的 M 受体，使瞳孔括约肌收缩，瞳孔缩小。

(2)降低眼压：房水是由睫状肌上皮细胞分泌及虹膜后房血管内的液体渗出而生成，经瞳孔流入前房，到达前房角间隙，主要经小梁网(滤帘)流入巩膜静脉窦，最后进入血循环。毛果芸香碱可通过缩瞳作用使虹膜向中心拉紧，虹膜根部变薄，从而使处在虹膜周围部分的前房角间隙扩大，房水易于通过小梁网及巩膜静脉窦而进入循环，从而使眼内压下降。本药用于治疗闭角型青光眼，对开角型青光眼早期也有一定效果。

(3)调节痉挛(导致近视)：眼睛的调节主要取决于晶状体的曲度变化。动眼神经兴奋时或使用拟胆碱药如毛果芸香碱时使环状睫状肌向瞳孔中心方向收缩，结果使睫状小带放松，晶状体变凸，屈光度增加，看近物清楚，看远物模糊。拟胆碱药的这种作用称为调节痉挛。

2. 其他作用　毛果云香碱激动腺体上的M受体，使腺体（尤其是汗腺和唾液腺）分泌增加。也能兴奋内脏平滑肌。全身给药，能对抗阿托品等M受体阻断药中毒所引起的外周症状。

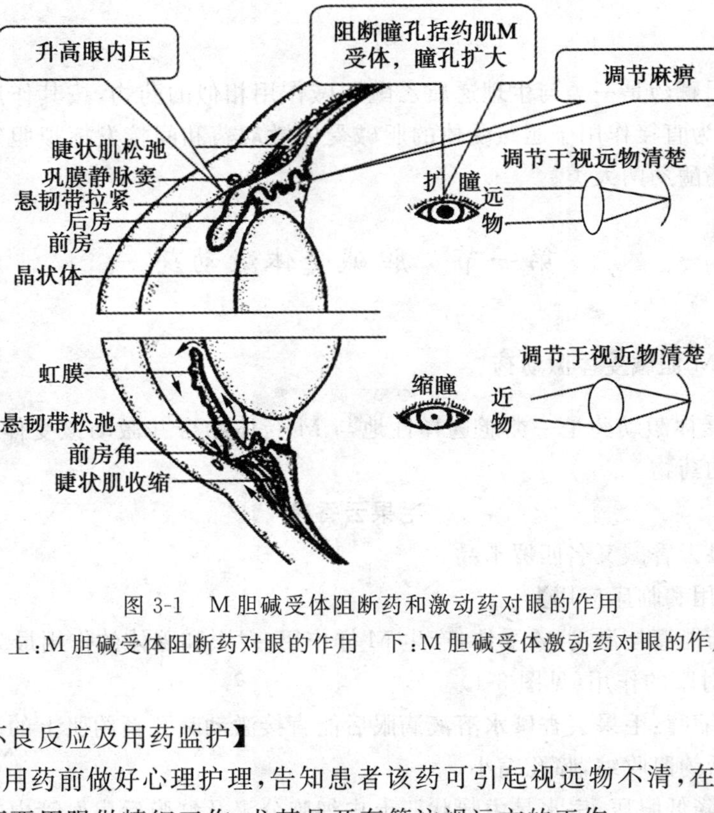

图 3-1　M胆碱受体阻断药和激动药对眼的作用

上：M胆碱受体阻断药对眼的作用　下：M胆碱受体激动药对眼的作用

【不良反应及用药监护】

1. 用药前做好心理护理，告知患者该药可引起视远物不清，在此症状消失前，不要用眼做精细工作，尤其是开车等注视远方的工作。

2. 教会患者正确滴眼药的方法，即滴眼时先将患者下眼睑拉成杯状，同时压迫内眦，再滴眼药入眼，以免药液经鼻黏膜吸收入血，引起全身不良反应。

3. 毛果云香碱吸收过量可出现M受体兴奋症状，如流涎、多汗、腹痛、腹泻、支气管痉挛等，可用阿托品对抗处理。

4. 用于虹膜炎时，宜与扩瞳药交替使用，以防止虹膜与晶状体粘连。

第二节　胆碱酯酶抑制药

胆碱酯酶抑制药能抑制胆碱酯酶的活性，使乙酰胆碱在突触间隙因水解减少而蓄积，从而间接产生 M 样和 N 样作用。根据药物与胆碱酯酶结合后水解速率的快慢，胆碱酯酶抑制药可分为：

1. 易逆性胆碱酯酶抑制药　新斯的明、吡斯的明、毒扁豆碱等。

2. 难逆性胆碱酯酶抑制药　有机磷酸酯类。（详见有机磷酸酯类中毒及解救章节）

新斯的明

【作用和临床应用】

1. 兴奋骨骼肌　新斯的明用于治疗重症肌无力，也用于对抗筒箭毒碱等非除极化型肌松药过量引起的肌肉松弛。

2. 兴奋平滑肌　新斯的明对胃肠道和膀胱平滑肌有较强的兴奋作用，可增强胃肠和膀胱平滑肌张力，促进排气和排尿。用于治疗手术后腹气胀和尿潴留。

3. 抑制心脏　新斯的明可减慢房室传导，减慢心率。用于治疗阵发性室上性心动过速。

【不良反应及用药监护】

治疗量时不良反应较少，过量可产生恶心、呕吐、腹痛、心动过速、肌肉震颤等。本品过量可引起“胆碱能危象”，使骨骼肌持久性去极化而阻断神经肌肉接头的正常传导，加重肌无力症状，严重者可引起呼吸肌麻痹。用药过程中要注意鉴别疾病与药物过量引起的肌无力症状。对机械性肠梗阻、尿路梗阻、支气管哮喘患者禁用。

毒扁豆碱

本品选择性差，仅作为眼科用药。对眼的作用似毛果云香碱，较强且持久。主要用于局部滴眼治疗青光眼。

思考题

一、选择题

1. 毛果芸香碱对眼睛的作用是　　　　　　　　　　　　（　　）

A. 缩瞳，降低眼压，调节麻痹　B. 缩瞳，降低眼压，调节痉挛

C. 缩瞳，升高眼压，调节痉挛　D. 散瞳，升高眼压，调节麻痹

E. 散瞳，降低眼压，调节痉挛

2. 主要用于治疗重症肌无力的药物是　（　　）

A. 毒扁豆碱　B. 新斯的明　C. 山莨菪碱

D. 乙酰胆碱　E. 阿托品

二、问答题

应用毛果芸香碱滴眼液治疗青光眼时，如何做好用药护理？

第四章　抗胆碱药物的用药护理

抗胆碱药能与胆碱受体结合，阻断乙酰胆碱或拟胆碱药与胆碱受体结合，从而产生抗胆碱作用。根据其对受体的选择性不同，可分为M受体阻断药及N_1、N_2受体阻断药。

第一节　M胆碱受体阻断药

一、阿托品类生物碱

阿托品类生物碱包括阿托品、东莨菪碱、山莨菪碱等，均为从植物中提取的生物碱。

阿托品

【作用和临床应用】

阿托品能竞争性阻断胆碱受体激动药对M受体的激动，取消M样作用。

1. 抑制腺体分泌　腺体对阿托品最为敏感，依次为唾液腺、汗腺、泪腺、支气管腺体等。阿托品用于治疗严重盗汗、流涎症，也用于全身麻醉前给药，抑制呼吸道腺体分泌，防止分泌物阻塞气道及吸入性肺炎的发生。

2. 对眼睛作用　阿托品有散瞳、升高眼压、调节麻痹(导致远视)作用，局部滴眼及全身用药都可出现。用于检查眼底、儿童验光配镜检测屈光度、治疗虹膜睫状体炎，以预防虹膜炎引起的虹膜与晶状体粘连等。

3. 解除内脏平滑肌痉挛　阿托品对痉挛状态的平滑肌有明显松弛作用。主要用于缓解胃肠道绞痛，也可用于膀胱刺激症状，对胆绞痛、肾绞痛效果较差，常与镇痛药哌替啶配伍使用以增强疗效。

4. 兴奋心脏　较大剂量(1～2 mg)的阿托品能解除迷走神经对于心脏的抑制，加快心率和房室传导。用于治疗缓慢性心律失常如窦性心动过缓、房室传导阻滞等。

5. 扩张血管　大剂量阿托品可扩张外周及内脏血管，解除微小血管痉挛，改善微循环。此作用与其阻断 M 受体无关。可用于感染性休克的抢救，现已被山莨菪碱取代。

6. 解救有机磷酸酯类中毒　大剂量阿托品可解除有机磷酸酯类中毒的 M 样症状。

【不良反应及用药监护】

1. 副作用　常见口干、皮肤干燥潮红、视近物模糊、畏光、心悸、排尿困难、便秘、体温升高等，停药后可逐渐消失。

2. 毒性反应　阿托品用量过大可出现中枢兴奋症状，如烦躁不安、言语不清、谵妄、幻觉、惊厥等，严重中毒时，中枢可由兴奋转入抑制，产生昏迷。

3. 阿托品中毒　用药后如发现明显的心动过速、呼吸加快、瞳孔散大、中枢兴奋、体温偏高等，多提示阿托品中毒，应及时处理。若口服者可洗胃以减少药物吸收，并给予对症处理：对外周症状可用胆碱受体激动药毛果云香碱、毒扁豆碱或新斯的明等对抗，但解救有机磷中毒时用量较大，不能用新斯的明；对中枢兴奋症状可用地西泮等治疗。

4. 禁忌证　老人及心动过速者、高热者慎用；青光眼、幽门梗阻及前列腺增生者禁用。

5. 抢救有机磷中毒　有机磷中毒患者对阿托品耐受性增大，用药量一般都超过通常的致死量。

山莨菪碱

山莨菪碱的人工合成品称为 654-2。

【作用和临床应用】

与阿托品比较，其特点是外周 M 受体阻断作用明显减弱，对胃肠道平滑肌松弛作用强，可用于内脏绞痛，达到解痉止痛目的。大剂量时解除小血管痉挛作用强，可改善微循环，用以治疗感染性休克。

【不良反应及用药监护】

山莨菪碱的不良反应较阿托品轻，毒性较低。因其扩血管及抗血小板聚集作用，可使颅内压增高，故脑出血急性期、青光眼患者禁用。

东莨菪碱

【作用和临床应用】

1. 外周作用　东莨菪碱外周抗胆碱作用与阿托品类似，抑制腺体分泌作用较强。

2. 中枢作用　东莨菪碱对中枢神经系统的作用与阿托品相反，有较强抑制作用，随用药剂量的增加，可引起镇静、催眠甚至意识消失进入浅麻醉状态。对呼吸中枢有兴奋作用。

3. 防晕止吐作用与其中枢抗胆碱作用有关。

东莨菪碱可用于：①麻醉前给药，代替阿托品；②防治晕动病，对妊娠及放射病所致的呕吐也有效；③震颤麻痹，缓解帕金森病及抗精神病药等引起的肌肉震颤等症状；④治疗有机磷酸酯类中毒、感染性休克。

【不良反应及用药监护】

1. 有嗜睡等副作用，其他不良反应、禁忌证同阿托品相似。

2. 防治晕动病宜提前用药，与 H_1 受体阻断药苯海拉明合用可增效。治疗有机磷酸酯类中毒、感染性休克需大剂量用药。

二、阿托品的合成代用品

阿托品作用广泛，不良反应多。为了克服阿托品的不良反应，人们合成了一些副作用较少的代用品。

1. 合成解痉药　此类药物能选择性阻断胃肠平滑肌 M 受体，解除胃肠平滑肌痉挛、抑制胃液分泌，临床上常用于缓解胃肠痉挛、治疗消化性溃疡。

(1)季胺类解痉药：本类药脂溶性低，口服吸收差，不易穿过血-脑屏障。常用药物有溴丙胺太林(普鲁本辛)、溴甲阿托品(胃疡平)等。

(2)叔胺类解痉药：本类药脂溶性高，口服易吸收，易透过血-脑屏障产生中枢抑制作用，尚有安定作用，适用于兼有焦虑症的溃疡病、胃酸过多、肠蠕动亢进或膀胱刺激症状的患者。常用药物有贝那替秦(胃复康)、地美戊胺(胃安)等。

(3)哌仑西平：选择性阻断 M_1 受体，可抑制胃液分泌，用于胃及十二指肠溃疡。

2. 合成扩瞳药　人工合成扩瞳药用于克服阿托品作用持久、影响视物的缺陷。常用药物有：后马托品和托吡卡胺等。

3. 其他合成药　异丙基阿托品，气雾吸入可起到平喘作用。

第二节　N_2 受体阻断药(骨骼肌松弛药)

本类药物能与神经肌肉接头运动终板上的 N_2 受体结合，阻断神经冲动的传递，导致骨骼肌松弛，作为全身麻醉的辅助用药。根据作用机制不同，分为除极化型和非除极化型两类。

一、除极化型肌松药

琥珀胆碱(司可林)

【作用和临床应用】

1. 作用特点　①肌肉松弛作用快，持续时间短，用药后常先出现短暂的肌束颤动；②连续用药可产生快速耐受性；③治疗量无神经节阻滞作用。

2. 临床应用　静脉注射适用于气管内插管、气管镜、食管镜及胃镜检查等短时间操作。静脉滴注可用于较长时间的手术。

【不良反应及用药监护】

1. 琥珀胆碱可引起血钾升高，眼压升高，术后肌肉疼痛。过量可导致呼吸肌麻痹。

2. 中毒时禁用新斯的明解救，以免加重毒性。不宜与氨基苷类和肽类抗生素合用。

二、非除极化型肌松药

筒箭毒碱

【作用和临床应用】

1. 作用特点　①静脉注射3～6分钟起效，眼部、四肢、颈部、躯干和肌肉依次产生松弛。肌肉松弛前无肌束颤动。②抗胆碱酯酶药可对抗其肌肉松弛作用，过量中毒可用新斯的明解救。③有神经节阻断作用，可引起血压下降。

2. 临床应用　现主要用于麻醉辅助用药。

【不良反应及用药监护】

1. 严重休克、支气管哮喘、肌无力患者禁用。

2. 安全范围小，过量中毒可引起呼吸停止。用药中注意观察呼吸、血压、心率，备好急救药新斯的明和呼吸机。

泮库溴铵(本可松)

泮库溴铵的肌松作用比筒箭毒碱强，起效快，持续时间短，不阻断神经节，无组胺释放作用，但可使心率加快和血压轻度升高。主要用于维持肌松和气管插管。过量中毒时可静注新斯的明和阿托品解救。

第三节　有机磷酸酯类中毒及解救

有机磷酸酯类主要用于农业和环境卫生杀虫剂，如美曲膦酯(敌百虫)、敌敌畏(DDVP)、乐果、马拉硫磷(4049)、对硫磷(1605)、内吸磷(1509)等，有些毒性更大的如沙林、塔崩和梭曼则用作战争毒气。

【中毒机制及表现】

1. 中毒机制　有机磷酸酯类为人工合成的难逆性胆碱酯酶抑制药，经消化道、呼吸道、皮肤黏膜进入人体后，与胆碱酯酶牢固结合，形成难以水解的磷酰化胆碱酯酶，使酶的活性抑制，乙酰胆碱大量积蓄，过度激动 M 及 N 受体并作用于中枢神经系统，产生 M、N 样症状和中枢症状。

(1)M 样症状：乙酰胆碱过度兴奋 M 受体所致。表现为瞳孔缩小、视力模糊、口吐白沫、大汗淋漓、呼吸困难、腹痛腹泻、大小便失禁、心率减慢、血压下降等。

(2)N 样症状：乙酰胆碱过度兴奋 N 受体所致。表现为不自主肌束抽搐、震颤、呼吸肌麻痹、心率加快、血压升高、心律失常等。

(3)中枢症状(先兴奋后抑制)：乙酰胆碱过度作用于中枢胆碱受体所致。表现为躁动不安、共济失调、谵妄、抽搐、昏迷等。

2. 急性中毒表现　轻度或早期中毒表现以 M 样作用为主；中度中毒除 M 样症状外，尚有 N 样作用；重度中毒除 M、N 样症状外，还有中枢神经系统症状，应尽早抢救。

【急性中毒解救药物】

1. M 受体阻断药(阿托品、东莨菪碱)　该类药可迅速解除 M 样症状，同时又能通过血-脑屏障进入脑内，消除部分中枢症状，而且可对抗有机磷引起的呼吸中枢抑制；在轻度中毒时可单独应用，治疗中度和重度有机磷中毒时需与胆碱酯酶复活剂合用。

使用原则为早期、足量、反复给药及快速阿托品化(如出现瞳孔较前扩大、口干、皮肤干燥、颜面潮红、肺部湿性啰音显著减少或消失、心率加快、有轻度躁动不安等)，抢救过程中需注意观察全身反应及瞳孔大小，以避免阿托品中毒。

2. 胆碱酯酶复活剂(氯解磷定、碘解磷定)　本类药主要能与磷酰化胆碱酯酶中的有机磷酰基结合成磷酰化解磷定，而使胆碱酯酶活性恢复；其次还能与体内游离的有机磷酸酯结合，形成无毒的磷酰化解磷定而排出体外。尤其对骨骼肌运动终板处胆碱酯酶具有较高的选择性，缓解 N 样症状效果显著，能迅速控制肌束颤动，也能减轻部分中枢症状。但胆碱酯酶复活剂不能对抗已经蓄积的乙酰胆碱，对 M 样症状效果差，所以，中、重度中毒时需与 M 受体阻断药合用。

解救用药要尽早、足量和反复，若治疗不及时，被磷酰化的胆碱酯酶难以复活。中毒36小时以上者疗效差。本类药物副作用可见头晕、乏力、恶心、呕吐等，忌与碱性药物配伍。

思考题

一、选择题

1. 阿托品可用于治疗 （ ）
A. 青光眼 B. 心动过速 C. 虹膜睫状体炎
D. 重症肌无力 E. 尿路梗阻

2. 筒箭毒碱过量中毒的解救药是 （ ）
A. 新斯的明 B. 碘解磷定 C. 毛果芸香碱
D. 尼可刹米 E. 毒扁豆碱

3. 有机磷酸酯类中毒的解救药物是 （ ）
A. 肾上腺素＋碘解磷定 B. 毛果芸香碱＋氯解磷定
C. 毒扁豆碱＋碘解磷定 D. 阿托品＋氯解磷定
E. 异丙肾上腺素＋碘解磷定

4. 有机磷酸酯类中毒引起代谢失常的神经递质是 （ ）
A. NA B. AD C. DA
D. Ach E. 5-HT

5. 阿托品麻醉前给药的目的是 （ ）
A. 减少麻醉药用量 B. 改善微循环 C. 减轻疼痛
D. 保持气道通畅 E. 消除患者紧张情绪

二、分析题

1. 李女士，20岁，误服美曲膦酯一瓶，30分钟后被发现急送医院。家人诉患者曾恶心、呕吐一次，吐出物有大蒜味，有腹痛、多汗、大小便失禁，逐渐神志不清，既往体健。体格检查：T 36.8 ℃，P 58次/分，R 28次/分，BP 100/75 mmHg。神志不清，瞳孔缩小，对光反射减弱，流涎，皮肤湿冷，有肌束震颤，两肺散在湿啰音，心律齐。诊断：有机磷酸酯类农药（美曲膦酯）中毒。问：(1)应用何类何药解救？(2)用药后需注意观察哪些反应？“阿托品化”的指征是什么？如何进行用药护理？

2. 王先生，40岁，4天前受凉后突然寒战、高热，咳嗽伴气促。近1天烦躁、出汗、四肢厥冷，食欲减少，无既往病史。查体：T 39.5 ℃，P 110次/分，R 28次/分，BP 75/45 mmHg。患者急性热面容，意识模糊，口唇发绀；右上肺浊音，语颤增强，可闻及支气管呼吸音，心界不大，律齐无杂音，肢端冰凉，发绀。其余未见异常。辅助检查：胸片提示右上肺大片状致密影。血常规 WBC 19×10^9/L，N 90%。初步诊断：右上肺炎，感染中毒性休克。医生在应用抗菌药物和糖皮质激素的基础上，应用阿托品治疗（阿托品 1 mg×5，每次1 mg，每 4 小时一次，静脉注射）。问：(1)应用阿托品是否合理？(2)应如何进行用药护理？

第五章　拟肾上腺素药物的用药护理

拟肾上腺素药是一类化学结构和药理作用与体内肾上腺素相似的胺类药物。因其作用与交感神经兴奋的效应相似，故又称拟交感胺类药。根据化学结构，本类药又可分为儿茶酚胺(CA)类和非儿茶酚胺类药物。根据药物对不同肾上腺素受体亚型的选择性，将拟肾上腺素药分为α、β受体激动药，α受体激动药，β受体激动药三类。

第一节　α、β受体激动药

肾上腺素(AD)

肾上腺素又称副肾素，本药起效快、作用强、持续时间短。

【药理作用】激动α、β受体。

1. 兴奋心脏。

2. 舒张或收缩血管　AD能收缩皮肤、黏膜和内脏的血管；舒张骨骼肌和冠状血管。

3. 影响血压　治疗量的肾上腺素可使心脏兴奋，收缩压升高；舒张血管，可致舒张压不变或降低。大剂量的肾上腺素则可使血管平滑肌α_1受体兴奋，外周阻力显著增高，收缩压和舒张压均升高。如果先给α受体阻断药，则AD升压反应可翻转，只呈现明显降压，此现象称为肾上腺素升压作用的翻转。

4. 扩张支气管。

5. 促进代谢　AD能明显提高机体代谢率和耗氧量，促进糖原、脂肪分解。

【临床应用】

1. 过敏性休克　药物引起的过敏性休克属Ⅰ型变态反应，表现为小动脉扩张，毛细血管通透性增加，全身血容量降低；心脏收缩力减弱，心率加快；支气管平滑肌痉挛引起呼吸困难等。AD通过其强大的 α 型和 β 型作用及起效快的特点,成为治疗青霉素过敏性休克的首选药。

2. 心脏骤停 AD可用于治疗因溺水、传染病、房室传导阻滞、药物中毒或手术意外等引起的心脏骤停。在采用其他措施的同时,应用AD做心室内注射以兴奋心脏,恢复窦性心律。

3. 急性支气管哮喘发作 AD可激动肥大细胞及支气管平滑肌上的 $β_2$ 受体,抑制过敏介质释放,解除支气管痉挛;同时通过激动 $α_1$ 受体,使支气管黏膜血管收缩,降低通透性,从而减轻黏膜水肿和渗出。

4. 与局麻药配伍 将微量AD加入普鲁卡因(1∶250000)中,可使注射部位小血管收缩,减少吸收中毒并延长局麻药作用时间。但手指、足趾、阴茎等末梢部位手术时禁加AD。

5. 局部止血 用浸有0.1% AD的纱布或棉球填塞局部起止血作用,如鼻黏膜出血或齿龈出血。

【不良反应及用药监护】

1. 治疗量常见心悸、烦躁、头痛和血压升高等副作用,在剂量过大时可出现血压骤升,有发生脑出血的危险,故老年人慎用。此外,因本药对心肌兴奋作用强,可使心肌耗氧量增加,能引起心肌缺血和心律失常,甚至心室纤颤,因此使用时应严格掌握剂量、给药途径和给药速度,不宜静脉推注。一般用1∶1000 AD注射剂皮下或肌内注射(皮下注射极量每次1 mg),病情需要时,30~60分钟后可再注射一次。皮下注射或肌内注射时应注意抽回血,以免误入血管造成严重不良反应。

2. 高血压、脑动脉硬化、器质性心脏病、糖尿病和甲状腺功能亢进症、心源性哮喘及 α 受体阻断药引起的低血压等患者禁用。

3. 肾上腺素化学性质不稳定,在中性、碱性溶液中易氧化,故口服无效。因见光易分解,变红色或棕色即失效不可用,宜避光阴凉处保存。

4. 抢救心脏骤停时,可用心脏复苏三联针(肾上腺素、阿托品各1 mg及利多卡因50~100 mg)心室内注射。

多巴胺(DA)

DA化学性质不稳定,口服无效。

【药理作用】

DA能激动 α 受体、β 受体、DA受体,并能促进神经末梢释放NA。

1. 兴奋心脏 DA能增强心肌收缩力,增加心排出量,但较少引起心律失常。

2. 舒张或收缩血管　DA 能扩张肾脏、肠系膜和冠状血管，收缩皮肤、黏膜和内脏血管。

3. 影响血压　此作用与用量密切相关，大剂量静脉滴注，收缩压和舒张压均升高。

4. 改善肾功能　治疗量 DA 可扩张肾血管，增加肾血流量及肾滤过率，还能直接抑制肾小管对钠的重吸收，可排钠利尿。

【临床应用】

1. 各种休克　DA 用于治疗感染性、心源性、出血性休克等。对伴有心肌收缩力减弱、尿量减少而血容量已补足的休克患者疗效较好。

2. 急性肾衰竭　DA 常与高效能利尿药合用。

【不良反应及用药监护】

1. 心动过速者禁用。高血压及心脏有器质性病变者慎用。

2. 口服无效。作用时间短暂，一般采用静脉滴注给药。

3. 一般不良反应较轻，偶见恶心、呕吐。剂量过大或静脉滴注速度过快可出现心动过速、心律失常和肾血管收缩导致肾功能下降等，一旦发生，应减慢静脉滴注速度或停药。本药最大滴速为 20 μg/(kg·min)，在用药过程中应监测血压、心率、心律及尿量等。

麻黄碱

化学性质稳定，可口服。能直接激动 α 受体和 β 受体，还能促进去甲肾上腺素能神经末梢释放递质，间接激动 α 受体和 β 受体。

麻黄碱兴奋心脏、收缩血管、升高血压和舒张支气管的作用缓和而持久。主要用于防止硬膜外麻醉、腰麻引起的低血压，轻症哮喘或预防哮喘发作及各种原因引起的充血性鼻塞(滴鼻)。

较大剂量可引起中枢兴奋，表现为兴奋不安、烦躁、失眠等。短期内反复应用易引起快速耐受性。老年患者和前列腺增生者易引起急性尿潴留，用药前应先排尿。

第二节　α 受体激动药

去甲肾上腺素(NA)

NA 又称正肾素，主要激动 α 受体，对 β_1 受体作用较弱，对 β_2 受体只有微弱的激动作用。

【药理作用】

1. 收缩血管　NA可收缩除冠脉以外的全身血管，皮肤、黏膜血管收缩最明显，其次是肾、脑、肝、肠系膜等血管收缩。

2. 兴奋心脏　NA可使心肌收缩力增强，心率和传导加快，心排出量增加。但心率可因血压升高而反射性减慢。

3. 升高血压　NA升压作用强，且不因α受体阻断药而翻转。

【临床应用】

1. 神经性休克早期　NA可小剂量、短时间使用，以保证心、脑等重要器官的血液供应。

2. 药物中毒　NA可治疗氯丙嗪、酚妥拉明等引起的低血压。

3. 上消化道出血　用本品1～3 mg，适量稀释后口服，可使食管或胃黏膜血管收缩而产生止血效果。

【不良反应及用药监护】

1. 局部组织缺血坏死　静脉滴注时间过长、浓度过高或药液漏出血管，都可引起局部缺血坏死。做静脉穿刺时药液勿漏出血管外，静滴时间不能过长，浓度不应过高，要经常更换注射部位。注意观察给药部位有无苍白、水肿等缺血表现，若出现应立即热敷，并酌情选用α受体阻断药酚妥拉明或普鲁卡因局部浸润注射，使血管扩张。

2. 急性肾衰竭　滴注时间过长或剂量过大，可使肾脏血管剧烈收缩，产生少尿、无尿和肾实质损伤，故用药期间尿量应保持在每小时25 mL以上。

3. 用法　严禁皮下和肌内注射，一般采用静脉滴注给药。严格控制滴注速度，维持在4～8 μg/min(1～2 mL/min)。

4. 禁忌证　高血压、动脉粥样硬化、冠心病、器质性心脏病、少尿或无尿休克患者禁用。

间羟胺

间羟胺又名阿拉明，直接激动α受体，对β_1受体作用较弱。化学性质稳定，可静脉给药、肌内注射。与NA作用相同，但作用缓和而持久，对心脏及肾血管作用弱，因不易引起心律失常及少尿，常替代NA用于休克早期和低血压的治疗。

去氧肾上腺素和甲氧明

此两药都是直接激动α受体使血管收缩、血压升高，并反射性地减慢心率。可用于治疗休克早期、低血压及阵发性室上性心动过速。去氧肾上腺素还有短效的散瞳作用，且不升高眼内压和调节麻痹。

第三节　β受体激动药

异丙肾上腺素

异丙肾上腺素又名喘息定，主要激动β受体，对β_1和β_2受体无明显选择性。口服无效，一般采用静脉滴注，亦可舌下含服或喷雾吸入。

【作用和临床应用】

1. 兴奋心脏　异丙肾上腺素对窦房结有较高的选择性作用，较少引起室性心律失常。用于抢救溺水、手术意外、窦房结功能异常等引起的心脏骤停，也用于房室传导阻滞。

2. 舒张血管　异丙肾上腺素可舒张骨骼肌、肾、肠系膜和冠状血管。在补足血容量的基础上，用于治疗心排出量低、外周阻力高的感染性休克。

3. 影响血压　异丙肾上腺素可引起心脏兴奋，升高收缩压；扩张血管，降低舒张压，使脉压增大。

4. 扩张支气管　异丙肾上腺素作用强于肾上腺素。用于控制支气管哮喘急性发作，疗效快而强。

5. 促进代谢　异丙肾上腺素能增加糖原、脂肪分解，提高组织耗氧量。

【不良反应及用药监护】

1. 常见的副作用是心悸、头晕、心动过速、头痛、面色潮红等。哮喘患者在已明显缺氧时，剂量过大易引起心律失常、心绞痛甚至心室纤颤，长期大量应用可引起猝死。

2. 冠心病、心绞痛、心肌炎和甲状腺功能亢进症等患者禁用。

3. 哮喘患者长期使用本品可产生耐受性，应提醒患者和医生必要时改用其他平喘药。

多巴酚丁胺

多巴酚丁胺能选择性激动β_1受体，能加强心肌收缩力，增加心输出量，对心率影响不明显。主要用于心肌梗死后心功能不全、心脏手术后心输出量低的休克、顽固性左心功能不全等。

思考题

一、选择题

1. 在动物血压试验中，可使肾上腺素升压作用翻转的药物是　（　）

　A. 酚妥拉明　　B. 阿托品　　C. 麻黄碱

D. 多巴胺　　E. 新斯的明

2. 多巴胺舒张肾脏和肠系膜血管机理是　　（　　）

A. 激动β受体　　B. 激动α受体　　C. 激动DA受体

D. 激动M受体　　E. 直接舒张平滑肌

3. 治疗中毒性休克伴尿量减少的患者最好选用　　（　　）

A. 去甲肾上腺素　　B. 肾上腺素　　C. 多巴胺

D. 麻黄碱　　E. 间羟胺

4. 防治腰麻、硬膜外麻醉引起的低血压最好选用　　（　　）

A. 多巴胺　　B. 去甲肾上腺素　　C. 肾上腺素

D. 麻黄碱　　E. 间羟胺

5. 治疗过敏性休克首选药物是　　（　　）

A. 肾上腺素　　B. 去甲肾上腺素　　C. 多巴胺

D. 麻黄碱　　E. 异丙肾上腺素

6. 适用于治疗房室传导阻滞的药物是　　（　　）

A. 去氧肾上腺素　　B. 肾上腺素　　C. 麻黄碱

D. 异丙肾上腺素　　E. 去甲肾上腺素

7. 心脏复苏三联针的组成是　　（　　）

A. 肾上腺素 1 mg、异丙肾上腺素 1 mg、利多卡因 10 mg

B. 去甲肾上腺素 1 mg、阿托品 2 mg、利多卡因 10 mg

C. 肾上腺素 1 mg、阿托品 1 mg、利多卡因 100 mg

D. 异丙肾上腺素 1 mg、阿托品 1 mg、利多卡因 10 mg

E. 去甲肾上腺素 1 mg、肾上腺素 1 mg、利多卡因 10 mg

二、分析题

李先生，38 岁，因突发寒战高热住院，查体：T 40.6 ℃，P 116 次/分，BP 82/58 mmHg，神志模糊，X 线检查后，拟诊为肺炎伴感染性休克。给予吸氧抗菌药物治疗的同时，静脉滴注 0.002％去甲肾上腺素，滴速 80 滴/分，血压未见明显回升，增加去甲肾上腺素浓度为 0.003％，同时加用氢化可的松，血压恢复。第三天，患者自述两手发麻，两下肢静脉滴注处皮肤暗红，立即给予普鲁卡因、酚妥拉明局部封闭，每天 2 次。第四天，患者双脚 10 趾末端趾节及双手第 2～4 指的末端指节呈紫色。经热敷，未见改善。第六天，趾指末端形成干性坏死。

试问：(1)产生肢端坏死的原因？(2)应用去甲肾上腺素时如何做好用药护理？

第六章　抗肾上腺素药物的用药护理

抗肾上腺素药是一类能阻断肾上腺素受体，从而拮抗去甲肾上腺素一类的神经递质或肾上腺素受体激动药作用的药物。根据阻断受体选择性的不同分为α受体阻断药，β受体阻断药和α、β受体阻断药。

第一节　α受体阻断药

根据α肾上腺素受体阻断药对α受体选择性的不同，将其分为：

1. 非选择性α受体阻断药　酚妥拉明、妥拉唑啉、酚苄明等。

2. α_1受体阻断药　哌唑嗪、特拉唑嗪、布那唑嗪、多沙唑嗪等。（详见抗高血压药）

一、非选择性α受体阻断药

酚妥拉明

酚妥拉明又名立其丁，可竞争性阻断α受体，作用温和，维持时间短。

【药理作用】

1. 血管和血压　本类药可舒张血管，使外周阻力降低，血压下降。

2. 心脏　酚妥拉明可反射性兴奋交感神经并促进去甲肾上腺素释放，从而使心收缩力加强，心率加快，心输出量增加。

3. 其他　酚妥拉明有拟胆碱作用和组胺样作用，使胃肠平滑肌兴奋，胃酸分泌增加。

【临床应用】

1. 外周血管痉挛性疾病　酚妥拉明可用于肢端动脉痉挛的雷诺综合征，血栓闭塞性脉管炎及静脉滴注NA外漏引起的局部血管痉挛等。

2. 抗休克　本类药能解除小血管痉挛，增加组织血流灌注，降低心脏前后负荷，改善心功能，降低耗氧量。此外还能增加心肌收缩力和心输出量。因此α受体阻断药适用于有明显血管痉挛，外周血管阻力高，心排出量低，尿少，并发肺水肿，血压不低于90/70 mmHg的感染性休克和出血性休克患者。

3. 急性心肌梗死和充血性心力衰竭　酚妥拉明可解除心功能不全时小动脉和小静脉的反射性收缩，使外周阻力下降、心输出量增加，降低心脏前后负荷，可缓解心力衰竭及肺水肿症状。

4. 嗜铬细胞瘤的鉴别诊断以及防治其手术时发生高血压危象　酚妥拉明用于诊断，因可靠性和安全性较差，应慎用。

【不良反应及用药监护】

1. 可引起体位性低血压，为防体位性低血压的发生，应：①用药前应监测血压、脉搏；②静脉给药速度须缓慢；③给药后患者不能立即更换体位，需静卧30分钟；④应用本药治疗疾病期间，应加强血压和脉搏的监测，每日不少于2次；⑤一旦发生低血压，应使患者采用头低足高卧位，必要时应用NA或间羟胺，严禁用AD。

2. 因其拟胆碱作用，可引起腹痛、腹泻、胃酸增多、呕吐等症状，胃炎及胃十二指肠溃疡患者慎用。

3. 注射给药偶可引起心动过速、诱发心绞痛等。

酚苄明

酚苄明为长效α受体阻断药，临床应用与酚妥拉明相似，也可用于良性前列腺增生，改善排尿困难。不良反应与酚妥拉明相似，因刺激性强，不做肌内注射和皮下注射，静脉滴注速度必须缓慢，注意密切监护和补充血容量。

第二节　β受体阻断药

根据β受体阻断药对β_1和β_2受体选择性的不同，可将其分为：

1. 非选择性β受体阻断药　有普萘洛尔、吲哚洛尔、阿普洛尔、氧烯洛尔、噻吗洛尔、索他洛尔、纳多洛尔等。

2. 选择性β_1受体阻断药　美托洛尔、阿替洛尔、醋丁洛尔、艾司洛尔等。

【药理作用】

1. β受体阻断作用　本类药物可引起心脏抑制（心脏收缩力减弱、心率减慢、心输出量减少、传导减慢、心肌耗氧量减少），支气管平滑肌收缩（对哮喘患者易诱发或加重哮喘发作），肾素分泌、糖原及脂肪分解受到抑制。

2. 内在拟交感活性　有些药物如吲哚洛尔、氧烯洛尔、阿普洛尔、醋丁洛尔，在阻断β受体的同时，还具有微弱的β受体激动作用，称为内在拟交感活性。此类药物的β受体阻断作用表现较弱。

3. 膜稳定作用　β受体阻断药在极高浓度时能降低细胞膜对离子的通透性，其临床使用意义不大。

4. 抗血小板聚集作用　有些药物如普萘洛尔等具有明显的抗血小板聚集作用。

【临床应用】

1. 心律失常　β受体阻断药用于交感神经兴奋性过高、甲状腺功能亢进等引起的窦性心动过速。

2. 心绞痛和心肌梗死　β受体阻断药可减少心绞痛发作次数，降低心肌梗死复发率和猝死率。

3. 高血压　β受体阻断药是一线抗高血压药物。

4. 甲状腺功能亢进及甲状腺危象的辅助治疗。

【不良反应及用药监护】

1. 一般反应　常见恶心、呕吐和轻度腹泻等消化道症状，停药后迅速消失。偶见过敏、皮疹和血小板减少。

2. 心血管反应　主要表现为心脏抑制，如心肌收缩力减弱、心率减慢、心输出量减少、冠脉血流量降低、心肌耗氧量明显减少以及血压下降等。

3. 诱发和加重支气管哮喘。

4. 反跳现象　长期应用β受体阻滞药可使受体上调，如突然停药，可引起原病情加重，长期用药者应逐渐减量后停药。

5. 严重心功能不全、窦性心动过缓、重度房室传导阻滞和支气管哮喘的患者禁用。肝功能不良及心肌梗死患者慎用。

思考题

一、选择题

1. 酚妥拉明的临床应用不包括　（　　）

A. 外周血管痉挛性疾病　B. 支气管哮喘　C. 抗休克

D. 充血性心力衰竭　E. 嗜铬细胞瘤的鉴别诊断

2. 普萘洛尔的应用不包括　（　　）

A. 高血压　B. 窦性心动过速　C. 心绞痛

D. 严重心功能不全　E. 甲状腺功能亢进

二、问答题

应用扩血管药物时，应如何防治体位性低血压的发生？

第七章　局部麻醉药的用药护理

局部麻醉药简称局麻药，是一类能在用药局部可逆地阻断神经冲动的产生和传导，在机体意识清醒的状态下使局部痛觉暂时消失的药物。按其化学结构分为酯类和酰胺类，前者有普鲁卡因、丁卡因等，后者有利多卡因、丁哌卡因等。

第一节　局麻药的作用和给药方法

一、药理作用

1. 局麻作用　局麻药对各类神经的冲动和传导均有阻断作用，效果与其浓度有关。对感觉的影响，常是痛觉先消失，其次是冷觉、温觉、触觉和压觉。神经冲动传导的恢复则按相反的顺序进行。

2. 吸收作用　局麻药用量过大导致从给药部位吸收过多或意外注入血管内引起的全身作用，实际上也是局麻药的毒性反应，其程度与血中药物浓度有关。

(1)对中枢神经系统的影响：先兴奋后抑制，表现为不安、肌肉震颤、神志错乱，甚至惊厥；随后昏迷、呼吸衰竭。

(2)对心血管系统的影响：直接抑制作用，可使心肌收缩力减弱，传导减慢，不应期延长，血管扩张，甚至血压下降、传导阻滞，直至心脏搏动停止。

局麻药液中加入少量肾上腺素可使局部的血管收缩，延缓局麻药吸收，且延长局麻作用时间和防止吸收中毒。但在指、趾端及阴茎等末梢部位用药时，则禁用肾上腺素，以防局部组织缺血坏死。

二、常用局麻方法（见表7-1）

表7-1　　常用局麻方法比较

局麻方法	给药方法	作用部位	应用	常用局麻药
表面麻醉（黏膜麻醉）	滴、喷、涂于黏膜表面	黏膜下感觉神经末梢	用于眼、鼻、口、咽、尿道等部位的手术或检查	常选用穿透力强的丁卡因
浸润麻醉	注入手术部位的皮下、皮内或深部组织	感觉神经末梢	用于浅表小手术	常选用毒性较小，安全性较大的普鲁卡因、利多卡因
传导麻醉（神经干阻滞麻醉）	注射到外周神经干或神经丛周围	神经干	用于四肢、面部、口腔等小手术	常用普鲁卡因、利多卡因、丁哌卡因
蛛网膜下腔麻醉（腰麻）	注入蛛网膜下腔	脊神经根	用于下腹部或下肢手术	可选用丁卡因、普鲁卡因和利多卡因
硬膜外麻醉	注入硬脊膜外腔	脊神经根	用于颈部至下肢的多种手术	常用利多卡因、也可用普鲁卡因或丁卡因

第二节　常用局麻药

普鲁卡因

普鲁卡因又名奴佛卡因。

【作用和临床应用】

1. 局部麻醉　穿透力弱，一般不作表面麻醉，常用于浸润麻醉、传导麻醉、腰麻、硬膜外麻。

2. 局部封闭　用0.25%～0.5%的溶液注射于病灶周围，可减轻病灶对中枢神经系统的不良影响，使症状缓解。

【不良反应及用药监护】

1. 毒性反应　用量过大或误注血管时，对中枢和心血管系统产生影响。

若出现惊厥可静脉给予地西泮；出现呼吸抑制可进行人工呼吸，加压给氧；椎管内麻醉时可引起血压下降，术前可肌注麻黄碱预防；术后应保持头低脚高卧位12小时，以防直立性低血压。局麻药注射时应缓慢，并注意有无回血，以免误注入血管内引起毒性反应。

2. 过敏反应　少数人可发生皮疹、哮喘甚至休克等过敏反应。故用药前应询问患者有无过敏史，有者禁用；首次应用前需做皮试，阳性者禁用。皮试阴性者，仍有可能发生过敏反应，须注意观察。一旦发生，应立即停药，静脉注射肾上腺素、吸氧和给予抗过敏药物。对本药过敏者可用利多卡因代替。

3. 用药期间应监测患者的呼吸、血压、心率和中枢神经系统反应。本药不宜与磺胺类药、强心苷、胆碱酯酶抑制药合用；不宜与碱性药液配伍。

利多卡因

利多卡因又名赛罗卡因，具有显效快，作用强而久，对黏膜穿透力强及安全范围较大等特点，且无扩张血管作用。可用于各种局麻，由于扩散快而强，一般不用于腰麻，主要用于传导麻醉和硬膜外麻。尚有抗室性心律失常的作用。毒性反应比普鲁卡因大，毒性反应防治同普鲁卡因。

严重房室传导阻滞、对本药过敏、有癫痫大发作病史、严重肝功能不全者及休克患者禁用。

丁卡因

丁卡因又名地卡因。本药对黏膜的穿透力及局麻作用比普鲁卡因强而持久。主要用于表面麻醉，也可用于传导麻醉、腰麻、硬膜外麻。因其毒性比普鲁卡因大10倍，一般不用于浸润麻醉。大剂量可抑制心脏传导系统和中枢神经系统，药液误注入血管可致猝死。注意切勿过量，避免误注入血管。

丁哌卡因

丁哌卡因又名布比卡因，局麻作用及毒性强于利多卡因，对黏膜穿透力及扩散力较弱，但作用持久，可达5～10小时，是比较安全的长效局麻药。主要用于浸润麻醉、传导麻醉、硬膜外麻，不适于表面麻醉。

思考题

一、选择题

1. 普鲁卡因不适于的局麻方式是　　（　　）

A. 表面麻醉　　B. 传导麻醉　　C. 浸润麻醉

D. 硬膜外麻　　E. 腰麻

2. 丁卡因一般不用于　（　）

A. 表面麻醉　B. 传导麻醉　C. 浸润麻醉

D. 硬膜外麻　E. 腰麻

3. 肾上腺素与局麻药合用的主要目的是　（　）

A. 收缩局部血管止血

B. 延长局麻药作用时间，减少吸收中毒

C. 防治低血压

D. 防治过敏性休克

E. 防治心脏骤停

4. 利多卡因因其扩散力强，用于何种局麻方式时应特别慎重　（　）

A. 表面麻醉　B. 传导麻醉　C. 浸润麻醉

D. 硬膜外麻　E. 腰麻

二、问答题

椎管内麻醉为什么可致低血压？如何防护？

第八章　镇静催眠药的用药护理

镇静催眠药是一类对神经系统有抑制作用的药物。随剂量的增大，可呈现镇静、催眠、抗惊厥作用，过量可深度抑制中枢，甚至导致死亡。

分类：

1. 苯二氮䓬类(BZ)　地西泮(安定)、艾司唑仑(舒乐安定)、劳拉西泮(罗拉)、奥沙西泮(舒宁)、阿普唑仑(佳静安定)、硝西泮(硝基安定)、氯硝西泮(氯硝安定)、氟西泮(氟安定)、三唑仑(海乐神)、咪哒唑仑(速眠安)等。

2. 巴比妥类　苯巴比妥(鲁米那)、异戊巴比妥、司可巴比妥、硫喷妥钠等。

3. 其他类　水合氯醛、佐匹克隆(唑吡酮、忆梦返)、唑吡坦(思诺思)、甲丙氨酯(眠尔通)、格鲁米特等。

第一节　苯二氮䓬类

本类药物的作用机制可能与苯二氮䓬类受体结合，从而促进中枢抑制性神经递质 γ-氨基丁酸(GABA)的释放或突触的传递有关。

地西泮

口服吸收快，肌内注射后吸收不规则而慢，静脉注射迅速起效。

【作用和临床应用】

1. 抗焦虑　选择性较高，主要用于焦虑症。

2. 镇静催眠　用于失眠症、麻醉前给药。

3. 抗惊厥抗癫痫　用于辅助治疗破伤风、子痫、小儿高热惊厥及药物中毒性惊厥。

4. 中枢性肌肉松弛　缓解脑血管意外引起的肌肉僵直及腰肌劳损等引起的肌肉痉挛。

5. 其他　可致暂时性记忆缺失，可用作心脏电击复律及各种内窥镜检查前用药。较大剂量可轻度抑制肺泡换气功能。

其他常用的苯二氮䓬类药物如表 8-1 所示。

表 8-1　其他常用苯二氮䓬类

分类	药物	作用和临床应用	不良反应及用药监护
长效类	氟西泮（氟安定）	具有较好的催眠作用，用于各种失眠症	眩晕、嗜睡、共济失调等。肝肾功能不全者及孕妇慎用，15 岁以下小儿禁用
	氯氮	具有抗焦虑、镇静、肌肉松弛等作用，用于神经官能症和失眠	嗜睡、便秘等，长期服用可产生耐受性和成瘾性。老人慎用，孕妇和哺乳妇禁用
中效类	硝西泮（硝基安定）	催眠、抗癫痫作用强，用于各种失眠和癫痫	嗜睡、头晕、共济失调等。服药期间禁酒，重症肌无力患者禁用
	奥沙西泮（去甲羟安定）	与地西泮作用相似但较弱，用于神经官能症、失眠及癫痫	偶见恶心、头晕。肝肾功能不全者慎用
	劳拉西泮（氯羟安定）	具有镇静、催眠和抗焦虑作用，主要用于焦虑症或暂时性心理紧张所引起的失眠	常见嗜睡、眩晕、共济失调等，注射给药可见注射部位疼痛、发红和烧灼感等
	氯硝西泮（氯硝安定）	抗惊厥、抗癫痫作用强，可用于各型癫痫，对舞蹈症、药物引起的多动症及慢性多发性抽搐等也有效	常见嗜睡、共济失调及行为紊乱，有时可见焦虑、抑郁、头晕、乏力等。肝肾功能不全者慎用，青光眼患者禁用
	艾司唑仑	用于焦虑、失眠、紧张、恐惧、癫痫和术前镇静	偶见乏力、嗜睡，1～2 小时可自行消失
短效类	三唑仑	起效快，镇静、催眠、肌松作用强，用于焦虑、失眠及神经紧张等	嗜睡、头晕、乏力等。孕妇和哺乳妇慎用，急性闭角型青光眼、重症肌无力患者禁用

【不良反应及用药监护】

1. 毒性较小，安全范围大。

2. 宿醉效应，即患者在服药后次日出现嗜睡、头昏、乏力等症状。从事危险工作或需快速灵活反应职业的患者须慎重应用。

3. 长期应用可产生耐受性和依赖性，突然停药可出现戒断症状，表现为失眠、恶心、震颤、激越、抑郁等，严重时会出现癫痫样抽搐。应严格掌握适应证，避免滥用。长期服用者若停药应逐渐减量。

4. 大剂量偶见共济失调，过量或静脉注射速度过快可致昏迷、呼吸和循环抑制，甚至死亡。苯二氮䓬类药物过量中毒可用氟马西尼抢救。护士应视患者服药后离开，以防患者将药物囤积而发生意外。

5. 记忆损害，服用大剂量的镇静催眠药会影响认知能力，可产生遗忘症状。

6. 老年人、小儿慎用，青光眼、重症肌无力、孕妇、哺乳期妇女禁用。

7. 增强其他中枢抑制药的作用。避免服药期间饮酒及乙醇饮料。

第二节　巴比妥类

巴比妥类药物的分类及特点如表 8-2 所示。

表 8-2　　巴比妥类药物分类及特点

分类	药物	脂溶性	显效时间(min)	持续时间(h)	消除方式	临床应用
长效类	苯巴比妥	低	30～40	6～8	部分经肾排泄 部分经肝排泄	抗惊厥、抗癫痫
中效类	异戊巴比妥	稍高	15～30	3～6	肝代谢	镇静催眠
短效类	司可巴比妥	较高	10～15	2～3	肝代谢	抗惊厥、镇静催眠
超短效类	硫喷妥钠	最高	立即(静注)	0.2	肝代谢	静脉麻醉

【作用和临床应用】

对中枢神经系统有普遍的抑制作用。随剂量的增加，依次呈现镇静、催眠、抗惊厥、麻醉作用，过量可抑制延髓呼吸中枢和心血管运动中枢，甚至死亡。由于安全性差，易产生依赖性，已渐被 BZ 类取代。目前在临床上主要用于抗惊厥、抗癫痫和麻醉。

【不良反应及用药监护】

1. 后遗效应　头晕、困倦。从事危险工作或需快速灵活反应职业的患者须慎重应用。

2. 耐受性和依赖性　不宜长期大量使用(详见地西泮不良反应)。

3. 其他　偶可致剥脱性皮炎等严重过敏反应。

4. 急性中毒及解救

(1)清除毒物:①减少毒物吸收:口服本药未超过 3 小时者,可用生理盐水或 1∶2000 高锰酸钾溶液洗胃,用 10～15 g 硫酸钠导泻;②加速药物排泄:碱化体液尿液,可应用利尿药或甘露醇加速药物排泄,必要时进行血液透析。

(2)支持对症治疗:维持呼吸循环功能稳定,加强保护防止损伤等。

5. 能诱导肝药酶的活性,加速自身及维生素 K、维生素 D、甾体类激素等的代谢。

第三节　其他类

水合氯醛

水合氯醛为较安全的催眠抗惊厥药,不易蓄积中毒,醒后无后遗效应。可口服或灌肠给药,口服具有强烈的胃黏膜刺激性,久用可产生耐受性和依赖性,戒断症状较重;消化性溃疡及严重心、肝、肾功能不全者慎用或禁用。

唑吡坦

唑吡坦为咪唑并吡啶类催眠药,作用类似苯二氮䓬类,但抗焦虑、中枢性肌松和抗惊厥作用弱,仅用于镇静催眠。后遗效应、耐受性、依赖性和停药戒断症状轻。15 岁以下儿童、孕妇、哺乳妇禁用。老年人应从常用量的一半开始服用。

佐匹克隆

佐匹克隆为环吡咯酮类的第三代催眠药,新型快速催眠药。适用于各种类型的失眠症。

思考题

一、选择题

1. 巴比妥类剂量由小到大依次呈现　(　　)

A. 镇静、催眠、麻醉、抗惊厥　　B. 麻醉、镇静、催眠、抗惊厥

C. 镇静、催眠、抗惊厥、麻醉　　D. 麻醉、镇静、催眠、抗癫痫

E. 镇静、催眠、抗惊厥、抗癫痫

2. 巴比妥类药物中毒解救措施错误的是　（　　）

A. 静滴碳酸氢钠　B. 酸化体液尿液　C. 利尿药加速药物排泄

D. 血液透析　E. 维持呼吸、循环功能稳定

3. 巴比妥类中毒死亡的主要原因是　（　　）

A. 肝功能损害　B. 肾功能损害　C. 呼吸衰竭

D. 循环衰竭　E. 继发感染

4. 水合氯醛的应用范围不包括　（　　）

A. 失眠　B. 抑郁症　C. 破伤风

D. 小儿高热惊厥　E. 烦躁不安

5. 地西泮的不良反应不包括　（　　）

A. 宿醉现象　B. 耐受性　C. 依赖性

D. 呼吸抑制　E. 血压升高

6. 不宜用地西泮治疗的疾病是　（　　）

A. 失眠　B. 癫痫　C. 小儿高热惊厥

D. 焦虑症　E. 重症肌无力

二、问答题与分析题

1. 简述地西泮的作用、应用。

2. 巴比妥类急性中毒如何急救?

3. 王女士,某公司高管,因工作压力大,近期感精神紧张,夜间入睡困难,睡眠时间明显缩短,且梦多,易惊醒。初步诊断为失眠症,服用地西泮治疗。问:如何正确指导患者应用地西泮?

第九章 抗癫痫药的用药护理

癫痫是由脑组织局部病灶神经元异常高频放电，并向周围扩散，导致大脑功能短暂失调的综合征。根据大脑病变累及部位的不同，临床上可有多种表现形式，不同癫痫发作类型临床选药不同。

一、常用抗癫痫药物

苯妥英钠

苯妥英钠又名大仑丁。

【作用和临床应用】

1. 抗癫痫 大发作和局限性发作首选；对精神运动性发作也有效；也可缓解癫痫持续状态；对小发作和肌阵挛性发作无效。

2. 治疗中枢性疼痛综合征 三叉神经痛和舌咽神经痛。

3. 抗心律失常 主要用于强心苷中毒引起的心律失常。

【不良反应及用药监护】

1. 局部刺激 口服可致厌食、恶心、呕吐、腹痛等胃肠反应，宜饭后服用。静脉注射可致静脉炎。青少年多见牙龈增生，与药物经唾液排出刺激胶原组织增生有关，一般停药后可自行消退。

2. 神经系统反应 药量过大可致中毒，表现为眩晕、眼球震颤、复视、共济失调等。严重可出现语言障碍、昏迷等。

3. 血液系统反应 本药为抗叶酸药，长期应用可致巨幼红细胞性贫血，宜用甲酰四氢叶酸治疗。

4. 骨骼系统反应 本药为肝药酶诱导剂，可加速维生素 D 的代谢，长期应用可致低钙血症、佝偻病、骨软化症，必要时应用维生素 D 预防。

5. 过敏反应 可发生皮疹、血小板减少、粒细胞缺乏、再生障碍性贫血。

6. 其他 偶见男性乳房增大、淋巴结肿大，可致畸等。久服骤停可使癫痫发作加剧。

7. 用药期间须检查血象、肝功、血钙等。

卡马西平

卡马西平又名酰胺咪嗪、痛痉宁。

【作用和临床应用】

1. 抗癫痫　治疗单纯性局限性发作、精神运动性发作、大发作的首选药物之一。

2. 治疗中枢性疼痛综合征　对三叉神经痛和舌咽神经痛效果优于苯妥英钠。

3. 抗躁狂-抑郁　治疗某些精神疾病。

4. 其他　治疗尿崩症。

【不良反应及用药监护】

1. 常见不良反应　眩晕、视力模糊、共济失调、恶心呕吐、水钠潴留，也可有皮疹、心血管反应(如心律失常等)。

2. 严重不良反应　骨髓抑制(如再生障碍性贫血、粒细胞缺乏、血小板减少)、肝损害等。

3. 注意观察，嘱患者若出现过敏反应，应停药就诊；定期检查血常规、尿常规、肝功能等。

乙琥胺

乙琥胺为治疗小发作首选药。毒性低，常见不良反应为胃肠道反应，其次为中枢神经系统症状。

有神经病史者慎用。严重者发生再生障碍性贫血。

丙戊酸钠

丙戊酸钠又名抗癫灵，为广谱抗癫痫药，大发作合并小发作时的首选药物，也可用于对其他药物控制无效的顽固性癫痫。常见恶心呕吐和腹痛等消化道症状，宜饭后服用；少见嗜睡、平衡失调、震颤等中枢神经系统反应；严重的毒性反应为肝损害；偶见重症肝炎、胰腺炎、皮疹、血小板减少等。用药期间应定期检查血象、肝功等。

二、其他抗癫痫药

苯二氮䓬类、苯巴比妥、抗痫灵、拉莫三嗪、托吡酯(妥泰)、奥卡西平(曲莱)、左乙拉西坦(开浦兰)等。

三、抗癫痫药应用原则

1. 药物选择(见表 9-1)

表 9-1　　不同癫痫发作类型的选药

癫痫发作类型	药物选择
大发作	苯妥英钠、卡马西平、丙戊酸钠
癫痫持续状态	地西泮、苯妥英钠、苯巴比妥钠
小发作	乙琥胺、丙戊酸钠
精神运动性发作	卡马西平、苯妥英钠、丙戊酸钠、苯巴比妥
局限性发作	苯妥英钠、卡马西平、苯巴比妥、丙戊酸钠

2. 剂量　应从小剂量开始,渐增加剂量至控制发作且不引起严重不良反应为宜。

3. 更换药物　采取逐渐过渡方式,在原用药物的基础上,渐加用新药,待新药发挥疗效后,再逐渐减量至停用原药。

4. 停药　不可突然停药,癫痫症状完全控制后应至少维持 2～3 年再逐渐停药。有些患者需终生用药。

5. 定期检查　用药期间注意观察药物不良反应,定期查血常规、尿常规、肝功,必要时测血药浓度。

思考题

一、选择题

1. 癫痫持续状态宜首选　(　　)

A. 苯妥英钠　B. 乙琥胺　C. 苯巴比妥　D. 静注地西泮　E. 丙戊酸钠

2. 患儿癫痫小发作宜首选　(　　)

A. 苯巴比妥　B. 苯妥英钠　C. 乙琥胺　D. 卡马西平　E. 地西泮

3. 易致牙龈增生的抗癫痫药是　(　　)

A. 苯巴比妥　B. 苯妥英钠　C. 乙琥胺　D. 卡马西平　E. 地西泮

4. 卡马西平的应用无　（　）

A. 癫痫大发作　B. 癫痫精神运动性发作　C. 三叉神经痛

D. 躁狂症　E. 惊厥

5. 抗癫痫药用药护理叙述错误的是　（　）

A. 不同类型的癫痫选药有差异

B. 癫痫用药宜从小剂量开始

C. 更换药物宜采用逐渐过渡式

D. 抗癫痫药不良反应较多且重，用药期间应注意相关监测

E. 症状控制后应立即停药

二、分析题

患者，男，23 岁，工作时突然意识丧失，跌倒在地，并发出尖叫声，口吐白沫，全身强直性抽搐发作，后转为阵挛性抽搐，约 10 分钟后苏醒，去医院就诊，诊断为癫痫大发作。问：宜首选何药治疗？如何做好用药护理？

第十章　抗精神失常药的用药护理

常见精神失常包括精神分裂症、躁狂症、抑郁症、焦虑症。治疗精神失常的药物统称为抗精神失常药。根据临床应用将其分为抗精神病药物、抗躁狂症药物、抗抑郁症药物和抗焦虑症药物。

第一节　抗精神病药

抗精神病药也称神经安定药，主要用于治疗精神分裂症，也可用于其他精神病的躁狂症状。这类药物大多是多巴胺受体拮抗剂，在发挥治疗作用的同时，也可引起情绪冷漠、精神运动迟缓和运动障碍等不良反应。根据化学结构的不同可分为四类：

1. 吩噻嗪类　氯丙嗪、奋乃静、氟奋乃静、三氟拉嗪、硫利达嗪（甲硫达嗪、利达新）等。

2. 硫杂蒽类　氯普噻吨（泰尔登）、氟哌噻吨（三氟噻吨）等。

3. 丁酰苯类　氟哌啶醇、氟哌利多（氟哌啶）、匹莫齐特等。

4. 其他　五氟利多、舒必利、氯氮平、利培酮等。

一、吩噻嗪类

氯丙嗪

氯丙嗪又名冬眠灵。

【作用和临床应用】

氯丙嗪具有中枢多巴胺（DA）受体拮抗作用，也可拮抗 α 肾上腺素受体和 M 胆碱受体。

知识拓展

中枢内存在多巴胺受体的主要神经通路

氯丙嗪对中枢的影响主要是通过拮抗多巴胺受体发挥的。中枢内存在多巴胺受体的神经通路主要有：

1.中脑-边缘系统　与情绪、行为有关，阻断DA受体可产生抗精神病作用。

2.中脑-皮质通路。

3.黑质-纹状体通路　锥体外系，阻断多巴胺受体产生锥体外系副作用。

4.结节-漏斗通路　参与机体内分泌、体温调节。

1. 对中枢神经系统的作用

(1)镇静安定和抗精神病作用：对正常人产生安定镇静作用，有耐受性。对精神病患者产生抗精神病作用，无耐受性。临床主要用于急、慢性精神分裂症，对其阳性症状(幻觉、妄想等)效果好，但无根治作用。还可用于躁狂症及其他伴有兴奋、紧张及妄想的精神病患者。

(2)镇吐作用：可用于尿毒症、胃肠炎、放射病及药物等引起的呕吐，也可用于顽固性呃逆，但对晕动病所致的呕吐无效。

(3)对体温调节的影响：抑制下丘脑体温调节中枢，使体温调节功能减退，体温随环境温度变化而升降，配合物理降温可降至正常范围以下。用于低温麻醉时可与异丙嗪、哌替啶组成冬眠合剂，用于人工冬眠，多用于创伤性休克、感染性休克及中枢性高热等的辅助治疗。

(4)加强中枢抑制药的作用：与其他中枢抑制药如乙醇、镇静催眠药、镇痛药、抗组胺药等联用可协同抑制中枢，应注意呼吸抑制和血压降低。

(5)对内分泌的影响：催乳素分泌增加，出现乳房肿大、溢乳；抑制性激素分泌；抑制生长激素分泌。

(6)对锥体外系的影响(详见不良反应)。

2. 对自主神经系统的影响

(1)阻断α受体，可扩张血管，出现体位性低血压，但反复用药可使降压作用减弱，不适于高血压病的治疗。

（2）阻断 M 受体，具有抗胆碱作用，剂量大可出现口干、便秘、视物模糊和尿潴留等副作用。

知识拓展

人工冬眠

严重的外伤、中毒、感染及精神创伤，均可致过度应激反应，引起肾上腺皮质激素、肾上腺素大量释放，糖原大量分解，能量大量消耗，代谢明显增加，小动脉强烈收缩，微循环缺血，组织水肿，细胞缺氧，甚至产生 DIC。人工冬眠疗法能减轻过度的应激反应，使机体处于冬眠状态，可降低代谢率，减少组织耗氧，减轻细胞损伤，为疾病治疗争取时间。常用冬眠合剂组成如下：

	氯丙嗪	哌替啶	异丙嗪	双氯麦角碱	乙酰丙嗪	普鲁卡因	应用
Ⅰ	50	100	50				高热、烦躁的患者
Ⅱ		100	50	0.3～0.9			心动过速的患者
Ⅲ		100	50		20		与Ⅰ号相似
Ⅳ			50	0.3～0.9			呼吸衰竭的患者
Ⅴ	50		50			500	少尿的患者
通用	50		50				病情较轻者

注：表中所用药物剂量单位为毫克（mg）。

【不良反应及用药监护】

1. 副作用　中枢抑制症状（嗜睡、淡漠、乏力等）、M 受体拮抗症状（视力模糊、口干、便秘、无汗、眼压升高等）、α 受体拮抗症状（鼻塞、直立性低血压及反射性心悸等）。为防止体位性低血压，应嘱患者注射后卧床 1～2 小时，方可缓慢起立，并避免用药后热水浴或淋浴。血压过低时应用去甲肾上腺素静脉滴注，禁用肾上腺素。

2. 局部刺激性　较强，可用深部肌内注射。静脉注射可致静脉炎，应以生理盐水或葡萄糖注射液稀释后缓慢注射。

3. 锥体外系反应　阻断黑质-纹状体神经通路的 DA 受体所致，长期大量应用常可出现：

(1)帕金森综合征:患者有肌张力增高、面容呆板、动作迟缓、肌肉震颤、流涎等表现。

(2)急性肌张力障碍:坐立不安、反复徘徊。

(3)静坐不能:舌、面、背部肌肉痉挛,表现为强迫性张口、伸舌、斜颈、呼吸运动障碍、吞咽困难。

用药过程中应注意观察用药反应,若出现以上三种反应可减少用药量或停药以缓解,也可用中枢胆碱受体阻断药苯海索对抗。

(4)迟发性运动障碍:口面部不自主的刻板运动、广泛性舞蹈样手足徐动症。抗胆碱药可使症状加重。

4. 精神异常　本药可致药源性抑郁,用药时应注意观察,及时报告防止意外发生。可降低致惊厥阈,诱发癫痫发作,有癫痫史者禁用。

5. 内分泌紊乱　乳腺增大、泌乳、月经停止、儿童生长受抑、男性性功能障碍等。

6. 其他　患者可出现皮疹、光敏性皮炎等过敏反应,用药期间避免太阳暴晒。短期内应用氯丙嗪过量可致急性中毒,表现为昏睡、低血压休克、心动过缓、心电图异常等,应及时给予对症治疗。偶见肝损害、粒细胞减少,长期用药应定期检查肝功、血象。

表 10-1　吩噻嗪类抗精神病药物作用特点比较

分类	药物	作用			
		抗精神病强度	镇静作用	锥体外系反应	降压作用
二甲胺类	氯丙嗪	1	+++	++	++
哌嗪类	氟奋乃静	50	+	+++	++
	三氟拉嗪	13	+	+++	+
哌啶类	硫利哒嗪	1	+++	+	+++

二、硫杂蒽类

硫杂蒽类适用于伴有抑郁、焦虑症状的精神分裂症、更年期抑郁症及焦虑性神经官能症等患者。其中氯普噻吨(泰尔登)与氯丙嗪相比,抗精神分裂症的幻觉、妄想作用和 α 受体、M 受体阻断作用均较弱，不良反应相似但较轻；氟哌噻吨作用强，起效快，不良反应多见。

三、丁酰苯类

丁酰苯类为强效抗精神病药物。本类药物氟哌啶醇抗精神病作用迅速、强大、持久，对以兴奋、幻觉、妄想为主要表现的各种急慢性精神病症状有较好疗效，但锥体外系不良反应发生率高，程度严重。氟哌利多作用短暂，临床上常与强效镇痛药如芬太尼配成依诺伐使用，用于“神经安定镇痛术”，使患者处于镇痛、精神恍惚、反应淡漠的特殊状态，适用于小型外科手术和某些特殊检查。

四、其他

舒必利

舒必利镇静作用弱，镇吐作用强，并有一定的抗抑郁作用，对以木僵、退缩、幻觉、妄想为主的精神症状有较好疗效。常作为强效中枢性镇吐药应用，也可用于抑郁症的治疗。因其对中脑-边缘系统的 DA 受体的选择性高和几乎无 α 受体和 M 受体阻断作用，故不良反应相对较少。

氯氮平

氯氮平为苯二氮䓬类新型抗精神病药。其临床应用和疗效与氯丙嗪相似，但起效快，几乎没有锥体外系和内分泌系统的不良反应，且对迟发运动障碍有明显的改善作用。粒细胞缺乏是限制其应用的主要原因。

第二节　抗躁狂症药

抗躁狂症药主要用于治疗躁狂症，目前临床最常用的是碳酸锂。

碳酸锂

碳酸锂对躁狂症有显著疗效，但有时对抑郁症也有效，所以也称为情绪稳定药，还可用于躁狂-抑郁症的治疗。

碳酸锂安全范围较窄，血锂浓度超过 2 mmol/L 即出现中毒。轻者表现为恶心呕吐、腹痛、腹泻和细微震颤；严重者可出现精神错乱、反射亢进、震颤明显、发音困难、惊厥，甚至昏迷、死亡。应用锂盐须注意密切观察及血锂监测。

第三节　抗抑郁症药

抗抑郁症药是主要用于治疗情绪低落、抑郁消极的一类药物，对焦虑性障碍、强迫性障碍及恐惧症也有效。常用抗抑郁药有：

1. 三环类抗抑郁药　丙米嗪（米帕明）、多塞平（多虑平）、阿米替林等。

2. 去甲肾上腺素摄取抑制药　地昔帕明、马普替林、去甲替林等。

3. 5-HT再摄取抑制药　氟西丁（百忧解）、帕罗西丁（赛洛特）、舍曲林（郁乐复）等。

4. 其他类　曲唑酮、米安舍林、米氮平等。

丙咪嗪

【作用和临床应用】

丙咪嗪有较强的抗抑郁作用，具有抗M胆碱受体作用，治疗量可致低血压、心律失常。临床用于各种原因引起的抑郁症、小儿遗尿症、焦虑和恐惧症。

【不良反应及用药监护】

常见不良反应有口干、视力模糊、便秘、排尿困难、心动过速等阿托品样作用；还可出现出汗、头晕、失眠、皮疹、体位性低血压、反射亢进、共济失调、肝功异常、粒细胞减少等副作用。前列腺肥大患者、青光眼患者、孕妇禁用。长期大量应用时，应定期检查粒细胞及肝功。

氟西丁

氟西丁又名百忧解。氟西丁对抑郁症疗效与三环类抗抑郁药相当，但耐受性及安全性较好，此外，对强迫症及贪食症也有效。

氟西丁偶有恶心呕吐、失眠、头痛、震颤等不良反应。与单胺氧化酶抑制剂合用须警惕5-HT综合征，早期主要表现为不安、易激动、恶心呕吐及腹泻，随后可出现高热、强直、肌震颤、自主神经功能紊乱、意识障碍，严重者可致死。

思考题

一、选择题

1. 氯丙嗪不适于治疗　（　　）

　A. 人工冬眠　B. 顽固性呃逆　C. 精神分裂症

　D. 晕动病呕吐　E. 躁狂症

2. 氯丙嗪引起的体位性低血压，宜选用下列何药治疗　（　　）

　A. 肾上腺素　B. 去甲肾上腺素　C. 异丙肾上腺素

D. 苯海索　　　　　E. 东莨菪碱

3. 下列抗精神病药中几乎无锥体外系反应的是　　　（　　）

A. 氯丙嗪　　　　　B. 奋乃静　　　　　C. 氟哌啶醇

D. 氯普噻吨　　　　E. 氯氮平

4. 丙咪嗪主要用于治疗　　　（　　）

A. 精神分裂症　　　B. 躁狂症　　　　　C. 抑郁症

D. 焦虑症　　　　　E. 神经官能症

5. 治疗躁狂症宜选用　　　（　　）

A. 氯普噻吨　　　　B. 丙咪嗪　　　　　C. 碳酸锂

D. 阿米替林　　　　E. 氟西丁

二、分析题

患者，女，25 岁，性格内向腼腆，失恋后出现幻觉、思维破裂、妄想等症状，诊断为精神分裂症，给予氯丙嗪治疗。如何做好氯丙嗪的用药护理？

第十一章 抗帕金森病药的用药护理

帕金森病又称为震颤麻痹，病因不明，目前认为主要病变为中脑黑质内多巴胺能神经元变性缺失，使黑质-纹状体神经通路多巴胺与乙酰胆碱两种神经递质失衡，而产生相应的临床症状。现治疗帕金森病的经典药物主要包括拟多巴胺药和抗胆碱药。左旋多巴与多巴脱羧酶抑制剂卡比多巴或苄丝肼组成复方制剂，是治疗帕金森病的首选。

1. 拟多巴胺药

(1)多巴胺前体药：左旋多巴。

(2)左旋多巴增效药：

①多巴脱羧酶抑制药：卡比多巴(洛得新)、苄丝肼(色丝肼)等。

②单胺氧化酶-B抑制药：司来吉兰。

③儿茶酚氧位甲基转移酶抑制药：硝替卡朋、托卡朋、恩他卡朋等。

(3)多巴胺受体激动药：溴隐亭等。

(4)促多巴胺释放药：金刚烷胺。

2. 抗胆碱药　苯海索(安坦)、苯扎托品等。

第一节　拟多巴胺药

由于黑质纹状体多巴胺能神经元减少是帕金森病的主要病理机制，因此外源性补充多巴胺就成为了主要的药物治疗方法。但是，多巴胺不易透过血-脑屏障，而多巴胺前体物质左旋多巴可以透过血-脑屏障，在脑内经脱羧转化为多巴胺起作用。然而，多巴脱羧酶在体内分布广泛，进入体内的左旋多巴未进入脑内就在外周脱羧成为多巴胺，引起不良反应。因此，左旋多巴与多巴脱羧酶抑制剂合用，既可减少左旋多巴在外周转变为多巴胺的量，减轻不良反应，又可使更多的左旋多巴进入中枢发挥作用。

一、多巴胺前体药

左旋多巴

【作用和临床应用】

左旋多巴通过血-脑屏障进入中枢，经多巴脱羧酶转化成多巴胺以补充脑内多巴胺的不足，从而改善帕金森病的症状。

左旋多巴可治疗各种类型的帕金森病，但对抗精神病药所致震颤麻痹症状无效。

【不良反应及用药监护】

1. 早期反应

(1)胃肠道反应：恶心呕吐、厌食、腹胀、腹痛、腹泻等，与多巴脱羧酶抑制药合用可减轻。偶见溃疡出血或穿孔。

(2)心血管反应：可出现直立性低血压，注意监测血压，还可出现心律不齐，可用β受体阻断药治疗。

2. 长期反应

(1)运动过多症：手足、躯体和舌的不自主运动，类似于舞蹈症、手足徐动症。

(2)症状波动：表现为每次用药效果持续时间缩短，症状随血药浓度发生规律性波动；或呈“开-关”现象，即症状在缓解与突然加重间波动。

(3)精神症状：失眠、噩梦、幻觉、抑郁等。

3. 富含氨基酸的食物可影响左旋多巴经消化道的吸收及通过血-脑屏障，所以本药不宜与高蛋白食物同时进食；此外，维生素 B_6 可增强左旋多巴的外周副作用，降低疗效，应避免联用。

二、其他拟多巴胺药

溴隐亭

溴隐亭为DA受体激动剂，可用于治疗泌乳闭经综合征和肢端肥大症、帕金森病。不良反应较多，消化系统症状常见食欲减退、恶心、呕吐，对消化性溃疡可诱发出血。心血管系统症状用药初期常见直立性低血压，长期用药可出现无痛性手指血管痉挛，减少药量可缓解；也可诱发心律失常，一旦出现应立即停药。运动障碍方面的不良反应类似左旋多巴。精神方面的症状比左旋多巴更常见且严重，如幻觉、思维紊乱等，停药后可消失。其他可见头痛、鼻塞、腹膜和胸膜纤维化等。

金刚烷胺

金刚烷胺为抗病毒药，也具有抗震颤麻痹作用。抗震颤麻痹作用机制可能是其抑制多巴胺能神经元对多巴胺的再摄取，大剂量还能促使多巴胺能神经元释放多巴胺。但其效力低于左旋多巴，特点是起效快，维持时间短。适用于不能耐受左旋多巴的帕金森病患者。不良反应少，常见下肢皮肤出现网状青斑和踝部水肿，每日用药超过 0.3 g 时可引起失眠、不安、运动失调等。

第二节　胆碱受体阻断药

苯海索

苯海索又名安坦，通过阻断中枢胆碱受体，从而减弱黑质纹状体通路中乙酰胆碱的作用，发挥抗帕金森作用。主要用于轻症或不能耐受其他药物治疗的帕金森病患者及各种药物引起的帕金森综合征。老年患者由于脑内乙酰胆碱减少，不宜使用。该药外周抗胆碱作用比阿托品弱，有类似不良反应但较轻。前列腺肥大、幽门梗阻、青光眼患者禁用。

思考题

一、选择题

1. 卡比多巴与左旋多巴合用治疗帕金森病的意义是　（　　）
   A. 减慢左旋多巴的排泄，增强其疗效
   B. 抑制多巴胺再摄取，增强左旋多巴疗效
   C. 卡比多巴激动多巴胺受体，增强左旋多巴疗效
   D. 提高中枢内多巴胺浓度，增强左旋多巴疗效
   E. 卡比多巴促进多巴胺释放，增强左旋多巴疗效
2. 氯丙嗪引起的帕金森综合征应选用　（　　）
   A. 左旋多巴　B. 卡比多巴　C. 苯海索
   D. 金刚烷胺　E. 毒扁豆碱
3. 关于左旋多巴不良反应的叙述，错误的是　（　　）
   A. 胃肠道反应　B. 心血管反应　C. 开-关现象
   D. 精神症状　E. 贫血

二、问答题

为什么抗精神病药所致帕金森综合征不适于用左旋多巴治疗？

第十二章　镇痛药的用药护理

镇痛药是指在不影响人的神智和意识的状态下，能产生止痛效果的一类药物。广义的镇痛药包括麻醉性镇痛药和非麻醉性镇痛药。麻醉性镇痛药又称为成瘾性镇痛药或阿片类镇痛药，主要激动中枢阿片受体产生镇痛作用。

一、分类

本章介绍的镇痛药包括：

1. 阿片受体激动药　吗啡、可待因、哌替啶、美沙酮、芬太尼、二氢埃托啡等。

2. 阿片受体部分激动药　喷他佐辛、布托啡诺等。

3. 其他　布桂嗪、罗痛定等。

二、麻醉性镇痛药用药须知

1. 麻醉性镇痛药的生产、运输、销售、保管、使用必须严格遵守《国际禁毒公约》和《中华人民共和国药品管理法》《麻醉药品管理法》等相关规定。麻醉药品在病房的管理由护士负责，要做到专人负责，专柜加锁，专用登记册，每班都要认真进行交接。病房的麻醉药品仅限住院患者使用，不得外借。

2. 两次给药间隔时间至少 4 小时，间隔太短易引起中毒或成瘾。

3. 用药过程中注意观察患者成瘾性和耐受性的发生，并注意早期中毒症状，一旦发生应及时停药并报告医生处理。

4. 用药期间应鼓励患者多进食新鲜蔬菜、粗粮，并多饮水，如出现便秘，可适当应用缓泻剂。

5. 长期用药应鼓励患者多饮水，多排尿，并记录患者的出入水量和检查膀胱膨胀情况，减少尿潴留的发生。

6. 注射给药后，不要让患者立即起身走动，以防发生体位性低血压而晕倒。

第一节　阿片受体激动药

吗啡

吗啡口服首关消除量大。

【作用】

1. 对中枢神经系统(CNS)的影响

(1)镇痛镇静作用:作用强,选择性高。对持续性慢性钝痛的作用强于间断性锐痛。同时产生镇静、欣快感,可消除疼痛引起的不愉快、紧张、焦虑等。

(2)抑制呼吸:是吗啡急性中毒致死的主要原因。

(3)镇咳作用:镇咳效果强,对各种原因引起的咳嗽均有效。

(4)其他作用:缩瞳,呕吐。

2. 平滑肌兴奋作用

(1)胃肠道:提高肌张力,可致肠蠕动减慢、便秘。

(2)胆道:胆道口括约肌收缩,胆汁排出受阻,胆囊内压力增高。

(3)其他:提高膀胱括约肌张力导致尿潴留;引起支气管平滑肌收缩,诱发哮喘;对妊娠末期子宫,可对抗催产素对子宫平滑肌的兴奋作用而延长产程等。

3. 心血管系统　吗啡能扩张动脉和静脉,可致直立性低血压;扩张脑血管,导致颅内压升高。

【临床应用】

1. 镇痛　吗啡对各种疼痛均有效,但因成瘾性大,一般仅用于其他镇痛药无效的急性锐痛如创伤、术后、心梗、晚期癌症等。对心肌梗死引起的剧痛,只有血压正常者方可应用。

2. 心源性哮喘　可能机制:①扩张外周血管,降低血管阻力,减轻心脏负荷,改善心功能,利于消除肺水肿;②抑制呼吸中枢,降低呼吸中枢对 CO_2 的敏感性,减弱过度反射性呼吸兴奋,从而缓解急促浅表的呼吸;③其镇静作用可消除患者的紧张、恐惧情绪。

3. 止泻　吗啡可用于急慢性消耗性腹泻。

【不良反应及用药监护】

1. 副作用　治疗量可引起眩晕、恶心呕吐、便秘、呼吸抑制、排尿困难、直立性低血压等。

2. 耐受性和成瘾性　按常规剂量连用 2 周左右即可成瘾,一旦停药可产生戒断症状，表现为烦躁不安、失眠、打哈欠、流涕、肌肉痛、腹痛、呕吐、虚脱等，且与其他阿片类药物有交叉耐受性。

3. 急性中毒　表现为昏迷、呼吸抑制、瞳孔缩小、血压下降等。呼吸麻痹是死亡的主要原因。抢救措施可用人工呼吸、吸氧和应用纳洛酮等。

4. 禁忌证　支气管哮喘、肺源性心脏病、颅内高压、分娩止痛和哺乳期妇女。

5. 严格加强药物保管，严格掌握用药适应证，做好用药记录。

6. 看患者服药到口，密切观察药物疗效、副作用及毒性反应。

哌替啶

哌替啶又名杜冷丁，是目前临床常用的人工合成镇痛药。

【作用和临床应用】

哌替啶镇痛作用比吗啡弱，镇静、抑制呼吸、致欣快、扩张血管等作用与吗啡相当，对平滑肌影响弱，对妊娠末期宫缩无影响，不延缓产程。

哌替啶能取代吗啡用于各种原因所致剧痛，胆绞痛、肾绞痛须加用解痉药，可用于分娩止痛，但产妇临产前2～4小时内不宜用，以免抑制新生儿呼吸；此外，还可用于麻醉前给药、人工冬眠、心源性哮喘。

【不良反应及用药监护】

治疗量时不良反应与吗啡相似；过量可明显抑制呼吸，偶可致惊厥，中毒解救时配合抗惊厥药使用。久用产生耐受性和成瘾性。禁忌证同吗啡。

芬太尼

芬太尼镇痛作用比吗啡强100倍，一次肌注0.1 mg，15分钟后起效，维持1～2小时，可用于各种剧痛；与氟哌啶合用可用于神经安定镇痛术；与麻醉药合用可减少麻醉药用量。不良反应有眩晕、恶心、呕吐、出汗、肌肉抽搐等，静注过快可致呼吸抑制，本品成瘾性较小。禁用于支气管哮喘、颅脑损伤等。

第二节　阿片受体部分激动药

喷他佐辛

喷他佐辛又名镇痛新，为阿片受体部分激动药，其镇痛作用为吗啡的1/3，呼吸抑制作用为吗啡的1/2，对平滑肌作用弱，大剂量能升高血压和加快心率。成瘾性很小，不列入麻醉药品管理范围。适用于各种慢性疼痛。常见不良反应有眩晕、恶心、出汗等。大剂量可引起呼吸抑制，血压上升，心率加快，也可引起焦虑、噩梦、幻觉等。

第三节　其他镇痛药

布桂嗪(强痛定)

布桂嗪多用于偏头痛、三叉神经痛、炎症及外伤性疼痛、痛经及晚期癌症疼痛等，有一定成瘾性。

四氢帕马丁(延胡索乙素)及罗痛定

四氢帕马丁及罗痛定有镇静安定、镇痛和中枢性肌松作用，无明显成瘾性，可用于胃肠及肝胆疾病等所致钝痛、头痛、痛经、分娩止痛等，也可用于治疗失眠。不良反应偶见眩晕、恶心、乏力等，对平滑肌无明显影响。

知识拓展

致依赖性药物分类

根据世界卫生组织《1961 年麻醉药品单一公约》和《1971 年精神药品公约》的规定，并将尚未列入国际管制的精神活性物质亦纳入依赖性药物范畴，据此，致依赖性药物可作如下分类：

1. 麻醉药品　指连续应用后能产生生理依赖性、成瘾癖的药品。

(1)阿片类：包括阿片粗制品及其主要生物碱吗啡、可待因、吗啡衍生物海洛因以及人工合成麻醉性镇痛药哌替啶、美沙酮、芬太尼、二氢埃托啡等。

(2)可卡因类：包括古柯树叶中的生物碱可卡因及其粗制品古柯叶和古柯糊。

(3)大麻：包括印度大麻、其粗制品大麻浸膏和主要成分四氢大麻酚。

2. 精神药品　指作用于中枢神经系统，能使之兴奋或抑制，反复使用可产生精神依赖性的药品。

(1)镇静催眠药和抗焦虑药：如巴比妥类和苯二氮䓬类。

(2)中枢兴奋药：如苯丙胺、右苯丙胺、甲基苯丙胺(俗称“摇头丸”)和亚甲二氧基苯丙胺(俗称“迷魂药”)。

(3)致幻药：如麦角二乙胺、苯环利定和氯胺酮(俗称“K 毒”)等。

3. 其他　包括烟草、酒及挥发性有机溶剂等精神活性物质。

第四节　阿片受体拮抗药

纳洛酮

纳洛酮临床用于阿片类药物急性中毒，解除阿片类药物麻醉的术后呼吸抑制及其他中枢抑制症状，阿片类药物成瘾者的鉴别诊断，适用于急性酒精中毒等。不良反应少，大剂量偶见烦躁不安。

思考题

一、选择题

1. 吗啡不宜用于慢性钝痛的主要原因是（　）
   A. 对慢性钝痛疗效差　B. 治疗量即抑制呼吸 C. 易成瘾
   D. 易致便秘　E. 易致体位性低血压
2. 吗啡可用于治疗（　）
   A. 诊断未明的急腹症　B. 分娩止痛　C. 支气管哮喘
   D. 颅脑外伤头痛　E. 晚期癌症疼痛
3. 胆绞痛最好选用（　）
   A. 吗啡　B. 阿托品　C. 阿司匹林
   D. 哌替啶＋阿托品　E. 吗啡＋阿托品
4. 哌替啶不适于治疗（　）
   A. 人工冬眠　B. 心源性哮喘　C. 麻醉前给药
   D. 神经痛　E. 术后剧痛
5. 下列药物中可用于慢性钝痛的是（　）
   A. 吗啡　B. 哌替啶　C. 喷他佐辛
   D. 芬太尼　E. 纳洛酮
6. 内脏钝痛伴有失眠者宜选用的药物是（　）
   A. 阿托品　B. 阿司匹林　C. 哌替啶
   D. 罗痛定　E. 吗啡
7. 吗啡中毒死亡的主要原因是（　）
   A. 血压下降　B. 呼吸抑制　C. 肾衰竭
   D. 心力衰竭　E. 昏迷

二、问答题与分析题

1. 成瘾性镇痛药应用的注意事项有哪些？

2. 吗啡急性中毒的表现有哪些？

3. 王某，女，43 岁，右上腹持续性绞痛，阵发性加剧，并放射至右肩，伴有恶心、呕吐。检查：体温 38.5 ℃，右上腹压痛明显，肌紧张，B 超示胆囊多发性结石，诊断为胆石症，胆囊炎。问：(1)应用何药缓解胆绞痛？为什么？(2)应用时的注意事项有哪些？

第十三章 解热镇痛抗炎药的用药护理

解热镇痛抗炎药是一类具有解热、镇痛，且大多数还具有抗炎抗风湿作用的药物，也称为非甾体类抗炎药（NSAIDs）。根据对环氧酶（COX）作用的选择性不同可分为非选择性COX抑制药和选择性COX-2抑制药（塞来昔布、罗非昔布、尼美舒利）。经典的NSAIDs多为非选择性COX抑制药，有比较明显的诱发消化道溃疡、出血及肝脏、肾脏损害等副作用，还可引起血液系统、中枢神经系统、皮肤等不良反应。

一、分类

解热镇痛抗炎药根据化学结构可分为：

1. 水杨酸类　水杨酸钠、阿司匹林等。

2. 苯胺类　对乙酰氨基酚、非那西丁等。

3. 吡唑酮类　保泰松、氨基比林、安乃近等。

4. 抗炎有机酸类　吲哚美辛（消炎痛）、双氯芬酸、布洛芬、萘普生、吡罗昔康等。

二、解热镇痛抗炎药应用注意事项

1. 发热为机体的一种防御性反应，且热型又是诊断疾病的重要依据，故对一般发热，不可随意滥用解热药，仅在高热或持续时间过长的情况下，适当应用解热镇痛抗炎药，以减轻患者痛苦。

2. 本类药物仅能缓解症状，对症治疗的同时，应尽早作出病因诊断，及时进行对因治疗。

3. 本类药物过量可致大量出汗、血压下降，引起虚脱。小儿和年老体弱者更易发生，用药应慎重，注意及时补充水分。

4. 用于一般解热镇痛时，疗程不宜超过 1 周。

三、解热镇痛抗炎药作用机制

NSAIDs 能抑制 COX，减少前列腺素的生物合成。其共同特点：

1. 解热作用　此类药物能使发热者体温下降或恢复正常，但对正常人体温几乎无影响。

下丘脑体温调节中枢通过调节产热和散热过程，使人的体温保持在相对恒定的水平（37 ℃左右），但细菌、病毒、内毒素等作用于机体，激活粒细胞释放内热原，后者进入脑内，使下丘脑产生释放前列腺素增加，体温调定点上移至 37 ℃以上，机体产热增加，散热减少，引起发热。本类药物通过抑制前列腺素的合成释放，使体温中枢的调定点恢复至正常水平，散热增加而降温。

2. 镇痛作用　当组织发生炎症或损伤时，局部产生释放缓激肽、组胺、5-羟色胺、前列腺素等致痛物质，作用于神经末梢，产生痛觉。前列腺素本身具有致痛作用，还可提高痛觉感受器对致痛物质的敏感性。本类药物通过抑制前列腺素的合成释放而发挥镇痛作用，与吗啡类镇痛药的区别如表 13-1 所示。

表 13-1　解热镇痛抗炎药与吗啡类镇痛药的区别

	解热镇痛抗炎药	吗啡类镇痛药
机制	抑制前列腺素的合成释放	激动阿片受体
作用部位	主要在外周	中枢
程度	中等	强
应用	慢性钝痛如头痛、牙痛、关节痛、神经痛、月经痛等	其他镇痛药无效的剧烈疼痛
成瘾性	无	有
抑制呼吸	无	有

3. 抗炎抗风湿作用　除苯胺类外，NSAIDs 均有抗炎抗风湿作用，能缓解症状，但无病因治疗效果。

第一节　水杨酸类

阿司匹林

【作用和临床应用】

1. 解热镇痛抗风湿

(1)中等剂量(0.3～0.5 g/d):解热镇痛,临床用于缓解头痛、牙痛、神经痛、肌肉痛、痛经及感冒发热等。

(2)大剂量(3～4 g/d):抗炎抗风湿,适用于急性风湿热和类风湿性关节炎。

2. 抑制血小板聚集　小剂量(一般不超过 100 mg/d)可用于防止血栓形成,如心绞痛、心梗、脑缺血发作等。

【不良反应和用药监护】

1. 胃肠道反应　最常见,出现上腹部不适、恶心呕吐,可引起胃溃疡甚至胃出血。可能与阿司匹林对胃黏膜的直接刺激和抑制前列腺素的合成有关,因前列腺素具有抑制胃酸分泌和保护胃黏膜作用。宜饭后服用、同服适量抗酸药或服用肠溶片,合用前列腺素衍生物米索前列醇可减少溃疡发生。

2. 凝血障碍　阿司匹林具有抑制血小板聚集作用,大剂量还可抑制凝血酶原合成,导致或加重出血倾向,可用维生素 K 预防。严重肝病、有出血倾向的疾病、产妇和孕妇禁用。如需手术患者,术前 1 周应停用阿司匹林。长期应用者应密切观察患者有无出血情况。

3. 过敏反应　少数人可出现荨麻疹、血管神经性水肿,甚至过敏性休克;某些哮喘患者可诱发哮喘发作,称为阿司匹林哮喘,用肾上腺素治疗无效,可联用抗组胺药和糖皮质激素类治疗。哮喘、慢性荨麻疹患者禁用。

4. 水杨酸反应　剂量过大(5 g/d)时可引起水杨酸中毒,表现为头痛、眩晕、恶心、呕吐、耳鸣、视听力减退,重者可出现过度呼吸、高热、脱水、酸碱失衡、精神错乱。应立即停药,并静滴碳酸氢钠加速其排泄。

5. 瑞夷综合征　患病毒性感染伴有发热的儿童或青少年使用阿司匹林退热时,有发生瑞夷综合征(也称急性肝脂肪变性-脑病综合征)的危险,可致死。故病毒感染患儿不宜用阿司匹林,可用对乙酰氨基酚代替。

第二节　苯胺类

对乙酰氨基酚

对乙酰氨基酚又名扑热息痛、醋氨酚、泰诺林，其解热镇痛作用与阿司匹林相当，几无抗炎作用。临床主要用于退热和镇痛。治疗量时不良反应少，可出现轻度的恶心、呕吐、厌食等，用量过大可致肝损害，长期用药也可致肾损害。

第三节　吡唑酮类

氨基比林

氨基比林的解热、镇痛、抗炎作用强，但可引起粒细胞缺乏症及生成亚硝胺等致癌物质，故目前多小剂量用于复方制剂中，如索米痛片等。

安乃近

安乃近的作用与不良反应与氨基比林相同，但水溶性大，作用快，解热作用强，主要用于急诊高热。

保泰松

保泰松具有很强的抗炎抗风湿作用，而解热作用较弱。临床主要用于治疗风湿性及类风湿性关节炎、强直性脊柱炎。长期应用，其代谢产物可在体内蓄积，产生毒性，不良反应多，已少用。

第四节　其他有机酸类抗炎药

吲哚美辛

吲哚美辛又名消炎痛，抗炎作用比阿司匹林强10～40倍，解热镇痛作用与阿司匹林相似，对炎性疼痛有明显的镇痛效果。但不良反应多且重，目前仅用于其他药物不能耐受或疗效不显著的病例，如急性风湿热、类风湿性关节炎、强直性脊柱炎、骨关节炎、癌性发热及其他难以控制的发热等。常见不良反应有食欲减退、恶心、腹痛、诱发或加重溃疡、头痛、头晕、精神失常等，可致中性粒细胞减少，偶有再生障碍性贫血及过敏反应、肾损害。消化性溃疡、癫痫、精神失常、肝肾功能不全、从事危险或精细工作人员、孕妇及儿童禁用。

知识拓展

选择性环氧酶-2 抑制剂

目前已发现的环氧酶有 COX-1 和 COX-2 两种类型。目前认为，NSAIDs 对 COX-2 的抑制是其发挥药效作用的基础，对 COX-1 的抑制是此类药物发生不良反应，如胃肠道反应、消化道出血、肾功能损害等的作用基础。为此，选择性抑制 COX-2 被认为是治疗炎症的新途径，从而导致 COX-2 抑制药相继出现，如塞来昔布、罗非昔布、尼美舒利等。然而，随着基础和临床研究的发展，越来越多的证据表明 COX-2 也具有一定的生理作用，选择性 COX-2 抑制剂在减少胃肠道反应的同时，可能带来心血管系统等更严重不良反应的发生。多项研究结果表明，服用塞来昔布、罗非昔布可出现心脏病发作、脑卒中等，这使得对选择性 COX-2 抑制剂临床应用的利弊存在争议。

尼美舒利具有抗炎、镇痛、解热作用，但在儿童发热用药的选择上需慎用，并禁止其口服制剂用于 12 岁以下儿童。

布洛芬

布洛芬又名异丁苯丙酸，抗炎、解热、镇痛作用较强，胃肠道反应较轻，患者易耐受，主要用于治疗急性风湿热、类风湿性关节炎、骨关节炎、强直性脊柱炎、急性肌腱炎、滑液囊炎等。偶见头痛、眩晕和视力障碍，一旦出现视力障碍应立即停药。长期服用仍需注意胃溃疡和出血。

第五节　常用复方制剂

一、常用的解热镇痛药的复方制剂

1. 复方阿司匹林　含阿司匹林、非那西丁、咖啡因。
2. 扑尔感冒片　含阿司匹林、非那西丁、咖啡因、氯苯那敏。
3. 感冒通　含双氯芬酸、人工牛黄、氯苯那敏。
4. 白加黑（白）　含对乙酰氨基酚、右美沙芬、伪麻黄碱。
5. 白加黑（黑）　含对乙酰氨基酚、右美沙芬、苯海拉明、伪麻黄碱。

二、抗痛风药

痛风是嘌呤代谢紊乱，尿酸在体内蓄积所引起的一种代谢性疾病，表现为高尿酸血症。尿酸盐在关节、肾及结缔组织中析出结晶，引起局部粒细胞浸润及炎症反应，导致痛风性关节炎和肾结石等病变。抗痛风药是一类抑制尿酸生成或促进尿酸排泄，减轻痛风炎症的药物。常用的抗痛风药有：

1. 抑制尿酸合成药　别嘌醇。
2. 增加尿酸排泄药　丙磺舒、苯磺吡酮、苯溴马隆等。
3. 抑制白细胞游走进入关节的药物　秋水仙碱等。
4. 解热镇痛抗炎药　NSAIDs。

思考题

一、选择题

1. 阿司匹林的不良反应不包括（　　）
   A. 胃肠道反应　B. 凝血障碍　C. 金鸡纳反应
   D. 过敏反应　E. 瑞夷综合征
2. 不适于治疗类风湿性关节炎的药物是（　　）
   A. 阿司匹林　B. 对乙酰氨基酚　C. 布洛芬
   D. 吲哚美辛　E. 萘普生
3. 解热镇痛抗炎药的作用机制是（　　）
   A. 阻断组胺受体　B. 抑制缓激肽的释放
   C. 抑制前列腺素的合成与释放　D. 抑制5-羟色胺释放
   E. 稳定肥大细胞膜
4. 对解热镇痛抗炎药的解热作用叙述正确的是（　　）
   A. 抑制体温调节中枢　B. 仅能降低发热者的体温
   C. 抑制散热过程　D. 可降至正常体温以下
   E. 必须配合物理降温措施才能起效
5. 阿司匹林不适于治疗（　　）
   A. 防治心梗　B. 急性风湿热　C. 感冒发热
   D. 胃肠绞痛　E. 痛经

二、问答题与分析题

1. 应用剂量对阿司匹林作用的影响是什么？

2. 一急性风湿热患者应用大剂量阿司匹林治疗后出现黑便。问：该患者用药后发生了什么不良反应？药物引起不良反应的原因是什么？简述阿司匹林治疗急性风湿热的用药注意事项。

第十四章　中枢兴奋药的用药护理

中枢兴奋药是一类可提高中枢神经系统功能活动的药物，临床上主要用于治疗中枢性呼吸抑制，但本类药物随着剂量增加作用增强，中枢兴奋范围过大、过量可致惊厥，严重者转为中枢抑制，甚至死亡。

中枢兴奋药根据作用部位选择性的不同分为：

1. 主要兴奋大脑皮层的药物　咖啡因、哌甲酯（利他林）等。

2. 主要兴奋呼吸中枢的药物　尼可刹米（可拉明）、二甲弗林（回苏灵）、洛贝林（山梗菜碱）、贝美格、多沙普仑等。

3. 改善脑代谢药物　甲氯芬酯（氯酯醒）、吡拉西坦（脑复康）、胞磷胆碱等。

第一节　主要兴奋大脑皮层的药物

咖啡因

【作用和临床应用】

1. CNS 兴奋作用

(1)小剂量：可减轻疲劳，消除睡意，提高工作效率。

(2)较大剂量：主要用于严重传染病、镇静催眠药过量等引起的中枢抑制。

2. 其他　舒张支气管平滑肌、利尿、刺激胃酸分泌、兴奋心脏、扩张肾血管等。可收缩脑血管，用于治疗偏头痛及与解热镇痛药配伍。

【不良反应及用药监护】

不良反应少，但用量超过 1 g 则会出现烦躁不安、神经过敏、心动过速、震颤等，过量可致惊厥。口服对胃有刺激性，有溃疡史者应少饮含咖啡因的饮料。婴儿高热易致惊厥，退热时不宜选用含咖啡因的制剂。此外，咖啡因久用可产生精神依赖性，停药后可产生兴奋和头痛等症状。

哌甲酯

哌甲酯又名利他林，中枢兴奋作用较温和，可兴奋大脑皮层，改善精神活动，消除疲劳，解除抑制。较大剂量可兴奋呼吸中枢，过量可致惊厥。临床用于小儿遗尿症、儿童多动症及发作性睡病。也可采用呼吸三联针（哌甲酯 20 mg、洛贝林 16 mg、二甲弗林 16 mg 溶于 5%葡萄糖注射液 250 mL）治疗重症呼吸衰竭。治疗量时不良反应较少，大剂量可引起血压升高、眩晕、头痛、严重惊厥。

第二节　主要兴奋呼吸中枢的药物

本类药物主要作用于延髓兴奋呼吸中枢，但其作用的选择性是相对的，随着剂量增大，作用增强，作用范围扩大，可致惊厥。因此，应用本类药物必须严格掌握剂量和适应证，密切观察患者用药后反应，及时调整剂量，若患者出现烦躁不安、肌震颤、面部肌肉抽搐等反应时，应立即停药，通知医生及时处理。一旦发生惊厥，可用地西泮或短效巴比妥类对抗。但若患者由惊厥转入昏迷，这种情况下不能再应用中枢兴奋药。常用呼吸兴奋剂如表 14-1 所示。

表 14-1　常用呼吸兴奋剂比较

药物	作用部位	应用	主要不良反应
尼可刹米	①直接兴奋延髓呼吸中枢 ②刺激颈动脉窦和主动脉体化学感受器	各种原因引起的中枢性呼吸抑制（对吗啡中毒效果好）	安全范围较大，过量可致惊厥。小儿高热不宜使用
二甲弗林	直接兴奋呼吸中枢	中枢性呼吸抑制	安全性较小，易致惊厥，小儿尤易发生
洛贝林	刺激主动脉体和颈动脉窦化学感受器	新生儿窒息、小儿感染性疾病引起的呼衰及 CO 中毒	安全性大，不易致惊厥

第三节　改善脑代谢药

甲氯芬酯

甲氯芬酯又名氯酯醒。主要兴奋大脑皮层，促进脑细胞内的生物氧化反应，增加对葡萄糖的利用，调节神经细胞代谢，使受抑制的中枢神经功能恢复。

临床用于治疗颅脑外伤后昏迷、脑动脉硬化及中毒所致意识障碍、儿童精神迟钝、小儿遗尿、阿尔茨海默病。

吡拉西坦

吡拉西坦又名脑复康。临床主要用于治疗阿尔茨海默病、脑动脉硬化以及脑外伤所致记忆、思维障碍，也可用于儿童智力低下。

胞磷胆碱

胞磷胆碱通过促进卵磷脂合成而改善脑功能。主要用于治疗急性颅脑外伤和脑手术后的意识障碍。

思考题

一、选择题

1. 中枢兴奋药主要用于治疗 （ ）
   A. 中枢性呼吸抑制 B. 呼吸肌麻痹 C. 循环衰竭
   D. 惊厥 E. 喉痉挛
2. 新生儿窒息的首选药物是 （ ）
   A. 咖啡因 B. 尼可刹米 C. 洛贝林
   D. 二甲弗林 E. 哌甲酯
3. 患者为 CO 中毒，除采取吸氧、人工呼吸等措施外，宜选用的呼吸兴奋药是 （ ）
   A. 咖啡因 B. 尼可刹米 C. 洛贝林
   D. 二甲弗林 E. 哌甲酯
4. 主要通过刺激主动脉体和颈动脉窦化学感受器，反射性兴奋呼吸中枢的药物是 （ ）
   A. 咖啡因 B. 尼可刹米 C. 洛贝林
   D. 二甲弗林 E. 哌甲酯
5. 下列药物中可促使脑功能恢复和苏醒的是 （ ）
   A. 咖啡因 B. 尼可刹米 C. 洛贝林
   D. 二甲弗林 E. 胞磷胆碱

二、问答题

呼吸兴奋剂的应用注意事项有哪些？

第十五章　抗高血压药物的用药护理

凡能降低血压而用于高血压治疗的药物称为抗高血压药。高血压用药物治疗应遵循以下原则：

1. 有效治疗　尽可能采用较小的有效剂量以获得可能的疗效而使不良反应最小，如效果不满意，可逐步增加剂量至达到维持有效的最低剂量，并强调终身治疗。

2. 平稳降压，保护靶器官　为有效防止靶器官损害，要求每天 24 小时内血压稳定于目标范围内。要达到此目的，最好使用 24 小时有效的长效制剂。

3. 联合用药　为增强降压效果并减少不良反应，可以采用两种或多种降压药联合治疗。

第一节　抗高血压药的分类

1. 利尿药　如氢氯噻嗪、吲达帕胺等。

2. 交感神经抑制药

(1)中枢性降压药：如可乐定、甲基多巴、莫索尼定等。

(2)神经节阻断药：如樟磺咪芬等。

(3)去甲肾上腺素能神经末梢阻滞药：如利舍平、胍乙啶等。

(4)肾上腺素受体阻断药：

①α_1受体阻断药：如哌唑嗪、特拉唑嗪、多沙唑嗪等。

②β 受体阻断药：如普萘洛尔、阿替洛尔等。

③α、β 受体阻断药：如拉贝洛尔、卡维地洛等。

3. 肾素-血管紧张素系统抑制药

(1)血管紧张素转化酶抑制药(ACEI)：如卡托普利等。

(2)血管紧张素Ⅱ受体阻断药：如氯沙坦等。

(3)肾素抑制药:如雷米克林等。

4. 钙通道阻滞药　如硝苯地平等。

5. 血管扩张药

(1)直接扩张血管药:如肼屈嗪、硝普钠等。

(2)钾通道开放药:如米诺地尔、吡那地尔等。

目前,国内外应用广泛并被称为第一线抗高血压药物的是利尿药、钙拮抗药、β受体阻断药和ACE抑制药、血管紧张素Ⅱ受体阻断药。

第二节　常用抗高血压药

一、利尿药

利尿药是治疗高血压病的基础药物之一,通过排钠利尿达到降压目的,作用缓和,适用于轻、中度高血压,可单独使用,也可与其他降压药合用。尤其适合老年人收缩期高血压及心力衰竭伴高血压者。

常用药物:氢氯噻嗪、吲达帕胺、托拉塞米(又称伊迈格、特苏尼注射液)等。

氢氯噻嗪

氢氯噻嗪又名双氢克尿噻。

【作用和临床应用】

氢氯噻嗪降压作用温和、持久。临床上单用治疗轻度高血压,对中度和重度高血压常作为基础降压药与其他降压药合用。

【不良反应与用药监护】

氢氯噻嗪可引起低血钾、高血脂、高血糖、高尿酸血症。(详见利尿药一章)

吲达帕胺

吲达帕胺又名钠催离。

【作用和临床应用】

吲达帕胺具有利尿和钙拮抗双重作用,利尿作用弱。适用于轻度、中度高血压。因不引起血脂改变,故伴有高脂血症患者常可用其替代噻嗪类利尿药。

【不良反应与用药监护】

本药不良反应较轻,可有上腹不适、恶心、食欲减退、头痛、嗜睡、腹泻、皮疹等,长期使用可致低血钾。血尿酸、血糖、血钙升高罕见。

二、钙通道阻滞药

钙通道阻滞药通过阻滞钙离子通道，抑制血管平滑肌和心肌钙离子内流，松弛血管平滑肌，降低心肌收缩力，使血压下降。钙通道阻滞药从化学结构上可分为二氢吡啶类和非二氢吡啶类。前者对血管平滑肌具有选择性，较少影响心脏。

常用的二氢吡啶类药物有硝苯地平、尼群地平、非洛地平（波依定）、尼卡地平、拉西地平、氨氯地平（络活喜、雅施达）等。

硝苯地平

硝苯地平又名心痛定，控释剂商品名拜新同。

【作用和临床应用】

硝苯地平阻滞血管平滑肌细胞膜上的钙离子通道，降低细胞内钙离子水平，从而扩张血管降低血压，但因周围血管扩张，可反射性兴奋交感神经引起心率加快。

硝苯地平可用于治疗各期高血压，也适用于合并有心绞痛或肾脏疾病、糖尿病、哮喘、高脂血症及恶性高血压患者。

【不良反应及用药监护】

1. 常见头痛、面红、心悸等，因动脉扩张所致。部分可见踝部水肿，反应短暂，用利尿剂可减轻。

2. 可能会引起牙龈增生，应指导患者保持良好的口腔卫生，可以降低其发生率及其严重性。

3. 少数患者出现胸痛、皮疹、瘙痒、便秘。

4. 对本药及其他钙通道阻滞剂过敏、严重主动脉瓣狭窄、低血压、心源性休克者禁用。

5. 用药期间注意监测血压。若用药后出现反射性交感活性增加、心率加快，应及时处理，必要时加用β受体阻断剂。

6. 本药的缓释或控释剂型应整片吞服，勿掰开或嚼碎，否则可能引起血压过低或上下波动。

7. 长期使用该药不宜骤然停药，以免发生反跳现象。

三、β受体阻断药

β受体阻断药可使心排血量减少，抑制肾素及交感神经递质释放，从而使血压下降。

常用药物：

1. 非选择性β受体阻断药　普萘洛尔等。

2. 选择性阻断β_1受体的药物　阿替洛尔、美托洛尔（倍他拉克）、比索洛尔（康忻、搏苏）、艾司洛尔（爱络）等。对血管及支气管的β_2受体影响较小。

3. α、β受体阻断药　拉贝洛尔、卡维地洛（达利全、络德）等，阻断α_1、β受体，对β受体阻断作用强。

知识拓展

钙通道阻滞药的分类及应用

目前应用于临床的钙通道阻滞药主要是选择作用于电压依赖性钙通道L亚型的药物，根据其化学结构特点分为三个亚类：

1. 二氢吡啶类　硝苯地平、尼卡地平、尼群地平、氨氯地平、尼莫地平等。

2. 苯并噻氮䓬类　地尔硫䓬、克仑硫䓬、二氯呋利等。

3. 苯烷胺类　维拉帕米、戈洛帕米、噻帕米等。

非选择性钙通道调节药主要有普尼拉明、苄普地尔、卡罗维林、氟桂利嗪等。

钙通道阻滞药的临床应用主要是防治心血管系统疾病，如高血压、心绞痛、心律失常、脑血管痉挛及脑栓塞、外周血管痉挛性疾病、预防动脉粥样硬化等，还可用于防治支气管哮喘、偏头痛等。现证实维拉帕米可减缓肿瘤细胞对抗肿瘤药物的耐药性。

普萘洛尔

普萘洛尔又名心得安，用于各种程度的原发性高血压。对心输出量及肾素活性偏高者疗效较好，高血压伴有心绞痛、偏头痛、焦虑症等选用较为合适。不良反应和用药监护见传出神经系统药物。

四、血管紧张素转化酶(ACE)抑制药及血管紧张素Ⅱ受体阻断药

（一）血管紧张素转化酶抑制药（ACEI）

ACE抑制药通过抑制ACE的活性，使血管紧张素Ⅱ的生成减少以及缓激肽的降解减少，扩张血管，降低血压。其作用机制如图15-1所示。

常用药物：卡托普利、依那普利（依那林、悦宁定）、福辛普利（蒙诺）、雷米普利（瑞泰）、贝那普利、赖诺普利等。

卡托普利

卡托普利又名巯甲丙脯酸、开搏通。

【作用和临床应用】

卡托普利可同时扩张动脉和静脉，但不伴有反射性心率加快，且长期应用具有逆转左心室心肌肥厚及改善大血管顺应性的作用。

卡托普利用于各型高血压，尤其适用于合并有糖尿病及胰岛素抵抗、左心室肥厚、心力衰竭、急性心肌梗死的高血压患者。

【不良反应及用药监护】

1. 干咳　最常见的不良反应，与缓激肽蓄积有关，不能耐受者换药。

2. 血管神经性水肿　可有全身水肿及喉头水肿、呼吸困难，出现后立即停药，可给予肾上腺素 0.3～0.5 mg 皮下注射。

3. 肾脏损害　可有血尿素氮、肌酐升高和蛋白尿，肾功不全者应用可致高血钾。

4. 其他　皮疹、味觉异常、眩晕、头痛、粒细胞减少。

5. 对本药或其他血管紧张素转换酶抑制剂过敏者，严重肾功能不全、高钾血症、双侧肾动脉狭窄患者及孕妇禁用。

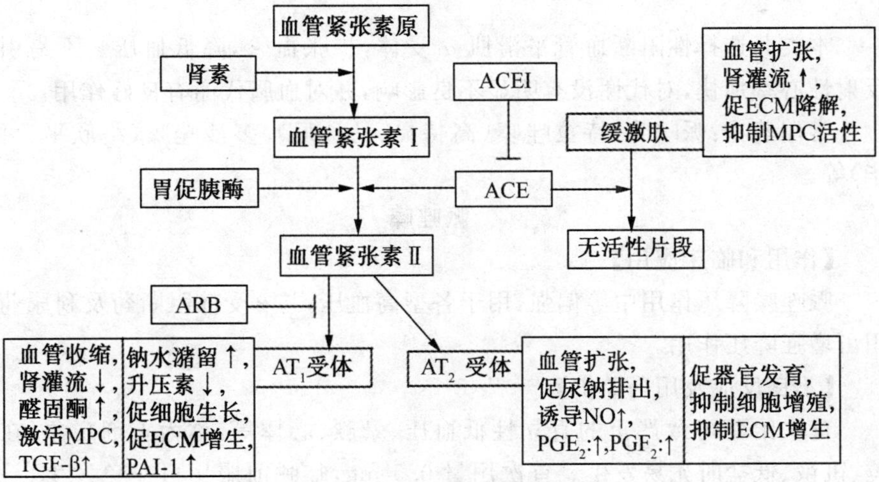

图 15-1　肾素-血管紧张素系统

ACE：血管紧张素转换酶；ACEI：血管紧张素转换酶抑制剂；ARB：血管紧张素Ⅱ受体拮抗剂；ECM：细胞外基质；MPC：单核吞噬细胞；TGF-β：转化生长因子 β；PAI-1：纤溶酶原活化素抑制物

(二)血管紧张素Ⅱ受体阻断药

血管紧张素Ⅱ受体分两类，即 AT_1受体和 AT_2受体。目前发现的血管紧张素Ⅱ受体阻断药主要为 AT_1受体阻断药，该类药通过竞争性阻断血管紧张素Ⅱ受体(AT_1)，拮抗血管紧张素Ⅱ作用而降压，具有抗心力衰竭，保护肾脏，保护血管内皮，抗心血管重构作用，不易引起血管神经性水肿和咳嗽。可用于各型高血压。

常用药物：缬沙坦、氯沙坦、厄贝沙坦、坎替沙坦和替米沙坦等。其中坎替沙坦最优。

氯沙坦

氯沙坦又名科素亚，能阻断 AT_1受体，治疗各种类型的高血压。

氯沙坦可引起低血压、高血钾，并影响胎儿发育。个别患者可出现胃肠不适、头痛、头晕、皮疹、瘙痒等。对本药过敏者及孕妇禁用。

第三节　其他抗高血压药物

一、α_1肾上腺素受体阻断药

本类药选择性阻断血管平滑肌 α_1受体，扩张血管，降低血压。不易引起反射性心率加快，对代谢没有明显不良影响，并对血脂代谢有良好作用。

常用药物：哌唑嗪、特拉唑嗪(高特灵、马沙尼)、多沙唑嗪(络欣平、可多华)等。

哌唑嗪

【作用和临床应用】

哌唑嗪降压作用中等偏强，用于各型高血压，与β受体阻断药及利尿药合用可增强降压作用。

【不良反应及用药监护】

首次给药可致严重的直立性低血压、晕厥、心悸等，称为首剂现象，在立位、饥饿、低盐时尤易发生。首次用量 0.5 mg，临睡前服用可避免发生，一般服用数次后首剂现象可消失。其他尚有鼻塞、口干、眩晕、嗜睡等副作用，停药后可消失。

二、中枢性交感神经抑制药

常用药物：可乐定、甲基多巴、莫索尼定、雷美尼定等。

可乐定

可乐定的降压作用中等偏强，伴明显中枢抑制，并可抑制胃肠分泌及运动。适于治疗中度高血压，常用于其他药无效时。口服也用于预防偏头痛或作为治疗吗啡类导致的成瘾性的戒毒药。

常见不良反应是口干和便秘，其他有嗜睡、抑郁、眩晕、血管性水肿、腮腺肿痛等。有些患者长期服药后突然停药出现血压急剧升高、心悸、出汗等症状，称为停药综合征，宜逐渐减量停药。

可乐定不宜用于高空作业或驾驶机动车辆的人员，以免因精力不集中而导致事故发生。

三、去甲肾上腺素能神经末梢抑制药

常用药物：利舍平、胍乙啶等。

利舍平

利舍平作用温和、缓慢而持久，具镇静、安定作用。多用于复方制剂治疗轻中度高血压。

常见不良反应为副交感神经功能增强症状，可致胃酸分泌增多，长期较大剂量应用，可引起抑郁症。伴有消化性溃疡、精神抑郁症史者禁用。

四、直接扩张血管药

常用药物：硝普钠、肼屈嗪、双肼屈嗪等。

硝普钠

【作用和临床应用】

硝普钠能直接扩张动静脉，产生降压作用，特点是快、强、短。适用于高血压急症的治疗和手术麻醉时的控制性低血压，也可用于高血压合并心衰或嗜铬细胞瘤发作引起的血压升高。

【不良反应及用药监护】

1. 主要不良反应是低血压，常出现呕吐、出汗、头痛、心悸等。用药期间积极监测血压和脉率。静滴时应严格控制滴速，一般按每分钟 3 μg/kg 滴注，极量为每分钟 10 μg/kg。为合理控制血压，最好使用输液泵。

2. 本药长期输注可引起氰化物或硫氰化物中毒。用药 72 小时以上应每日测定血中硫氰酸盐浓度，必要时用硫代硫酸钠防治。

3. 静脉输注时应避光，现配现用。每次配制后应在 4 小时内使用，溶液变色应立即停用。

第四节　常用降压复方制剂

1. 复方利舍平氨苯蝶啶片　含硫酸双肼屈嗪、利舍平、氢氯噻嗪、氨苯蝶啶。

2. 复方降压片　含双肼屈嗪、利舍平、氢氯噻嗪、维生素 B_1 和维生素 B_6、泛酸钙、异丙嗪、氯化钾、三硅酸镁。

思考题

一、选择题

1. 可引起首剂现象的降压药物是　　（　　）
   A. 硝苯地平　B. 哌唑嗪　C. 卡托普利
   D. 可乐定　E. 利舍平
2. 合并支气管哮喘的高血压患者禁用　　（　　）
   A. 可乐定　B. 普萘洛尔　C. 卡托普利
   D. 硝苯地平　E. 氢氯噻嗪
3. 易致刺激性干咳的降压药物是　　（　　）
   A. 硝苯地平　B. 哌唑嗪　C. 卡托普利
   D. 可乐定　E. 利舍平
4. 易致消化性溃疡、精神抑郁的降压药物是　　（　　）
   A. 硝苯地平　B. 哌唑嗪　C. 卡托普利
   D. 可乐定　E. 利舍平
5. 患者 67 岁，高血压病史 10 年，近日出现严重头痛、头晕、恶心、呕吐，查血压 187/100 mmHg，诊断为高血压危象。首选的治疗药物是　　（　　）
   A. 硝苯地平　B. 哌唑嗪　C. 卡托普利
   D. 可乐定　E. 硝普钠

二、问答题与分析题

1. 患者张某，45 岁，体检中发现自己患了高血压，并伴有左心室肥厚，医生给予卡托普利治疗。为什么选用卡托普利？卡托普利的用药监护事项有哪些？

2. 硝普钠的用药注意事项有哪些？

3. 简述一线抗高血压药物的分类。

第十六章　抗慢性心功能不全药物的用药护理

治疗慢性心功能不全药物分类：

1. 肾素-血管紧张素-醛固酮系统抑制药

(1)血管紧张素转化酶抑制药(ACEI)：卡托普利等。

(2)血管紧张素Ⅱ受体阻断药：氯沙坦等。

(3)醛固酮拮抗药：螺内酯等。

2. 利尿药　氢氯噻嗪、呋塞米等。

3. β受体阻断药　美托洛尔、卡维地洛等。

4. 正性肌力药物

(1)强心苷类药：地高辛等。

(2)非苷类正性肌力药：米力农等。

5. 扩血管药　硝普钠、硝酸异山梨酯、肼屈嗪、哌唑嗪等。

第一节　正性肌力药物

一、强心苷类

常用药物：洋地黄毒苷、地高辛、毛花苷 C(西地兰)、毒毛花苷 K。

【分类及体内代谢特点】

常用强心苷制剂的分类及代谢特点如表 16-1 所示。

表 16-1　　常用强心苷制剂的分类及代谢特点

分类	药物	给药途径	显效时间	高峰时间（小时）	主要消除方式	半衰期
慢效	洋地黄毒苷	口服	2 小时	8～12	肝代谢	5～7 天
中效	地高辛	口服	1～2 小时	4～8	肾排泄	33～36 小时
速效	去乙酰毛花苷 C	静脉	10～30 分	1～2	肾排泄	23 小时
	毒毛花苷 K	静脉	5～10 分	0.5～2	肾排泄	12～19 小时

【作用】

1. 增强心肌收缩力（正性肌力作用）

(1)作用机制：抑制心肌细胞的 Na^+-K^+-ATP 酶，导致心肌细胞内 Ca^{2+} 浓度增加，心肌收缩加强。

(2)特点：

①缩短收缩期：舒张期相对延长，有利于心肌休息；增加冠脉供血及静脉血回流。

②降低衰竭心脏的耗氧量：对衰竭心脏可减慢心率，降低室壁张力和外周血管阻力，并减弱收缩力，从而降低心肌耗氧量。

③增加衰竭心脏的心排出量：强心苷可反射性降低心功能不全患者的交感神经活性，提高迷走神经张力，减轻心脏后负荷而增加心输出量。

2. 减慢心率（负性频率）　强心苷的正性肌力作用可增加衰竭心脏的心输出量，反射性兴奋迷走神经从而减慢心率。

3. 对传导组织和心肌电生理特性的影响（见表 16-2）

表 16-2

电生理特性	窦房结	心房	房室结	浦肯野纤维
自律性	↓			↑
传导性		↑	↓	↓
有效不应期		↓		↓

4. 对心电图的影响　治疗量的强心苷可引起 T 波低平、倒置或双向；S-T 段降低，典型时呈鱼钩样改变；P-R 间期延长；Q-T 间期缩短；P-P 间期延长。

【临床应用】

1. 慢性心功能不全　疗效随病因和病情而异：心瓣膜病、高血压病等>甲状腺功能亢进等>肺源性心脏病、活动性心肌炎等>严重的二尖瓣狭窄及缩窄性心包炎等。

2. 心房扑动和心房纤颤。

3. 阵发性室上性心动过速。

【不良反应及用药监护】

1. 毒性反应

(1)胃肠道反应：是最常见的早期中毒症状。主要表现为厌食、恶心、呕吐、腹泻等，需与心衰所致者相鉴别。剧烈呕吐可导致失钾而加重强心苷中毒，所以应注意补钾或考虑停药。

(2)中枢神经系统反应：头晕、头痛、视觉障碍等，如黄视、绿视。视觉异常通常是强心苷中毒的先兆，可作为停药的指征。

(3)心脏毒性反应：是最严重的不良反应，常见心律失常。

①快速型心律失常：最多见和最早见的是室性早搏，也可发生二联律、三联律或室性心动过速、室颤等，其中室性早搏是最常见的早期心脏反应。

②缓慢型心律失常：可见房室传导阻滞、窦性心动过缓（低于 60 次/分）等。

2. 中毒防治

(1)预防：避免强心苷中毒的诱发因素，如低血钾、低血镁、高血钙、心肌缺氧等，并警惕中毒先兆，如室性早搏、视觉异常等，发现须及时停用强心苷和排钾利尿药。

(2)治疗：

①立即停药。

②对快速型心律失常者给予补钾，轻者可口服，重者可用氯化钾 1.5～3.0 g 溶于 500 mL 葡萄糖液中静滴，对严重快速型心律失常者还应使用苯妥英钠。利多卡因可用于治疗强心苷中毒所引起的室性心动过速和心室纤颤。

③对心动过缓和房室传导阻滞可选用阿托品治疗。

3. 用药期间应注意监测心率、心电图及电解质。患者心率低于 60 次/分钟或心律变为不规则时，应警惕强心苷中毒。有条件可监测血药浓度。

4. 用药期间禁与钙剂合用。

5. 对低血钾、房室传导阻滞、心动过缓、室性心动过速、肥厚性心肌病等患者禁用。急性期心肌梗死者 24 小时内禁用。

6. 奎尼丁、胺碘酮、普罗帕酮、钙通道阻滞药均可提高地高辛的血药浓度，联用应减量。

【给药方法】

1. 洋地黄化-维持量给药法　即先短期内给予足量强心苷获得足够疗效，即洋地黄化，所给剂量称全效量。在获得足够效应后，改为逐日给予一定剂量以补充每日的消除量，此即为维持量。全效量有缓给法和速给法两种给药方法。

(1)速给法：适用于病情紧急病例，在 24 小时内给足全效量。可用去乙酰毛花苷 C，首次剂量 0.4～0.6 mg，维持量 0.2～0.4 mg，加入 5%～10%葡萄糖液 20 mL 稀释缓慢静脉注射；或毒毛花苷 K，首次剂量 0.125～0.25 mg，加入 5%～10%葡萄糖液 20～40 mL 稀释缓慢静脉注射。

(2)缓给法：适用于轻中度心功能不全者。口服地高辛，首次 0.25～0.5 mg，以后每 6～8 小时给 0.25 mg，直到洋地黄化，再改用维持量 0.25～0.5 mg/d。或口服洋地黄毒苷，每次 0.1 mg，每日 3～4 次，于 3～4 天内给足全效量。

2. 逐日恒量给药法　对病情较轻者可采用每日给予地高辛维持量 0.125～0.5 mg，经过 4～5 个半衰期能达到稳态血药浓度。其优点是可明显降低中毒发生率，但不适用于重症和紧急病例。

二、非强心苷类正性肌力药

1. β 受体激动药　多巴酚丁胺，主要激动 β_1 受体，用于对强心苷反应不佳的严重左心室功能不全和心肌梗死后心功能不全者。一般用量每分钟 2.5～10 μg/kg。用药期间严密观察血压、心率、心电图的变化；随用药时间延长，作用渐减弱，所以一般持续用药不超过 3 天，最多不超过一周。

2. 磷酸二酯酶抑制药　氨力农、米力农、维司力农等，主要用于心衰时作短时间的支持疗法，尤其是对强心苷、利尿药及血管扩张药反应不佳的患者。氨力农不良反应较重，常见恶心、呕吐，可出现低血压、心律失常，此外尚有血小板减少和肝损害。米力农作用较氨力农强 20 倍，但不良反应较轻。

第二节　肾素-血管紧张素-醛固酮系统抑制药

【抗慢性心功能不全作用及机制】

1. 改善血流动力学　抑制血管紧张素转化酶，减少血管紧张素Ⅱ的生成，一方面可使小动脉、小静脉扩张，减轻心脏前后负荷，增加心输出量；另一方面可使醛固酮分泌减少，水钠潴留减轻，回心血量减少，改善心功能，减轻瘀血症状。并可增加肾血流量，改善肾功能。

2. 抑制心肌及血管的肥厚、增生　慢性心功能不全为超负荷心肌病，在代偿早期和中期就出现心肌重构肥厚，表现为心肌细胞肥大、心肌纤维化、心脏泵血功能减退。小剂量的ACEI可有效阻止或逆转慢性心功能不全性心室肥厚的发生，抑制血管壁的增厚，提高心肌和血管的顺应性，改善左室功能，降低心衰病死率。

【临床应用】

本类药广泛用于各种原因引起的充血性心力衰竭，常与地高辛、利尿药合用。

【不良反应和用药监护】

详见“抗高血压药”部分。

第三节　扩血管药

扩血管药物因能降低心脏前、后负荷而改善急性心力衰竭症状。

1. 主要扩张小动脉药　肼屈嗪、硝苯地平等。

2. 主要扩张小静脉药　硝酸酯类等。

3. 同时扩张小动脉和小静脉药　硝普钠、哌唑嗪、卡托普利等。

第四节　利尿药

轻度者可选用噻嗪类利尿药；对中度、重度者或单用噻嗪类疗效不佳者，合用噻嗪类与留钾利尿药；对严重充血性心力衰竭、全身水肿或急性左心衰竭合并肺水肿者，宜静脉注射呋塞米。（用药监护详见“利尿药”部分）

第五节 β受体阻断药

常用药物：卡维地洛、比索洛尔、美托洛尔等。

β受体阻断药对扩张性心肌病及缺血性充血性心力衰竭有效，长期应用可阻止临床症状恶化，改善心功能，降低猝死及心律失常的发生率。初期应用β受体阻断药可致血压下降、心率减慢、心输出量减少、心功能恶化，所以应正确选择适应证，宜从小剂量开始，并联用其他抗充血性心力衰竭药物，如利尿药、ACE抑制药和地高辛等。（用药监护详见“传出神经系统药物”部分）。

思考题

一、选择题

1. 强心苷与利尿药合用治疗心衰应注意补充 （ ）
   A. 钾盐 B. 镁盐 C. 钙盐
   D. 钠盐 E. 铁剂
2. 强心苷禁用于 （ ）
   A. 慢性心功能不全 B. 心房纤颤 C. 心房扑动
   D. 室性心动过速 E. 阵发性室上性心动过速
3. 强心苷中毒早期最常见的不良反应是 （ ）
   A. 心电图出现Q-T间缩短
   B. 恶心呕吐
   C. 房室传导阻滞
   D. 室性心动过速
   E. 头痛
4. 血管扩张药治疗心衰是通过 （ ）
   A. 减少心肌耗氧量 B. 降低血压 C. 减轻心脏前后负荷
   D. 减少血容量 E. 降低心输出量
5. 一心衰患者服用地高辛后，近日出现窦性心动过缓，心率低于55次/分，正确的处理措施是 （ ）
   A. 停药，补钾 B. 停药，改用利尿药
   C. 停药，静脉给予利多卡因 D. 停药，应用阿托品
   E. 继续应用地高辛

二、问答题与分析题

1. 患者，张某，男，60 岁，因“反复胸闷、喘憋 2 年，加重 10 天”入院。患者 2 年前发热后出现胸闷、喘憋，活动时加重，休息后减轻，并逐渐出现下肢、面部水肿，10 天前因劳累后感胸闷、乏力，伴心悸并逐渐加重入院。诊断为：扩张型心肌病、充血性心力衰竭。给予药物：(1)地高辛 0.125 mg，每天一次，口服；(2)卡托普利 12.5 mg，每天一次，口服；(3)5% GS 250 mL＋单硝酸异山梨酯10 mg，静脉滴注；(4)双氢克尿噻 25 mg，每天一次，口服。

问：充血性心力衰竭为何选用上述药物治疗？应用上述药物治疗时如何做好用药护理？

2. 简述强心苷的作用、毒性反应及防治措施。

第十七章　抗心律失常药物的用药护理

第一节　抗心律失常药概述

心律失常包括缓慢型心律失常和快速型心律失常。前者常用阿托品或异丙肾上腺素等治疗。本节主要讨论治疗快速型心律失常的药物。

一、抗心律失常药分类

Ⅰ类——钠通道阻滞药

Ⅰa 类——适度阻滞钠通道并抑制 K^+ 外流　奎尼丁、普鲁卡因胺等。

Ⅰb 类——轻度阻滞钠通道、促进 K^+ 外流　利多卡因、苯妥英钠等。

Ⅰc 类——明显阻滞钠通道　普罗帕酮、氟卡尼等。

Ⅱ类——β肾上腺素受体阻断药　普萘洛尔、阿替洛尔等。

Ⅲ类——延长动作电位时程药　胺碘酮、索他洛尔等。

Ⅳ类——钙通道阻滞药　维拉帕米等。

二、抗心律失常药的基本作用

抗心律失常药主要通过作用于心肌细胞的离子通道，改变心肌细胞电生理特性发挥抗心律失常作用：

1. 降低自律性　通过减慢 4 期自动除极，增大最大舒张电位或升高阈电位等方式，降低自律性。如奎尼丁阻滞快反应细胞 4 期 Na^+ 内流，维拉帕米阻滞慢反应细胞 4 期 Ca^{2+} 内流，降低自律性。

2. 减少后除极和触发活动　后除极是动作电位 0 期除极后发生的、频率快、振幅小的除极，可引起心律失常。钙通道阻滞药和钠通道阻滞药通过抑制 Na^+、Ca^{2+} 内流，减少后除极。

3. 消除折返　折返冲动是指一次冲动下传后，可顺着另一环形通路折回并再次兴奋原已兴奋过的心肌细胞，引起快速型心律失常。

(1)改变传导性消除折返：利多卡因等通过促进 K^+ 外流，加快传导，取消单向传导阻滞而消除折返冲动。钙通道阻滞药、β 受体阻断药、奎尼丁等可减慢传导，使单向传导阻滞变为双向传导阻滞而消除折返。

(2)延长有效不应期减少折返：钠通道阻滞药可延长快反应细胞的有效不应期，钙通道阻滞药可延长慢反应细胞的有效不应期。

第二节　常用抗心律失常药物

一、Ⅰ类——钠通道阻滞药

(一)Ⅰa 类

奎尼丁

【作用和临床应用】

奎尼丁抑制钠离子内流，可降低异位节律点的自律性，抑制异位冲动的发放，并可减慢传导速度，使单向传导阻滞变为双向传导阻滞，从而消除折返；抑制钾离子外流，也可延长动作电位时程和有效不应期，有利于消除折返。此外，尚有抗胆碱和 α 受体阻断作用。

奎尼丁为广谱抗心律失常药，主要用于心房纤颤、心房扑动、室上性和室性心动过速的转复和预防，还用于频发室上性和室性期前收缩的治疗。

【不良反应及用药监护】

1. 胃肠道反应　常见胃肠道反应，如恶心、呕吐、腹泻等。长期用药，可出现“金鸡纳反应”，表现为头痛、头晕、耳鸣、腹泻、视力模糊等症状。用药过程中应注意患者的反应。

2. 心血管系统反应　奎尼丁可引起低血压，中毒浓度可致窦房传导阻滞、房室及室内传导阻滞。偶见“奎尼丁晕厥”，发作时患者意识丧失、四肢抽搐、呼吸停止，甚至心室颤动。应用本药时，应监测患者的血压、心率和心电图。嘱患者服药期间应缓慢改变体位，以防发生体位性低血压。

3. 过敏反应　使用奎尼丁可出现药热、皮疹、血小板减少等反应。

4. 肝肾功能不全、严重房室传导阻滞、心动过缓、低血压患者禁用。

（二）Ⅰb类

利多卡因

【作用和临床应用】

利多卡因治疗浓度时可选择性降低浦肯野纤维和心室肌的自律性，提高致颤阈；并能相对延长有效不应期，有利于消除折返。对心肌缺血细胞外钾离子浓度高的部位，利多卡因能明显抑制传导，使单向传导阻滞变为双向传导阻滞，消除折返。但细胞外低钾时，利多卡因促进3期K^+外流，引起超极化，可加速传导。

利多卡因主要用于室性心律失常，如心脏手术、心导管术、急性心肌梗死或强心苷中毒所致的室性心动过速或心室纤颤。

【不良反应及用药监护】

1. 中枢神经系统　利多卡因可引起头晕、嗜睡、感觉异常、肌肉震颤等，静注过快或剂量过大可致呼吸抑制或昏迷。静脉给药过程中应观察患者的神志、感觉和四肢活动情况。

2. 心血管系统　剂量过大可引起心率减慢、房室传导阻滞和低血压。用药过程中应监测心率、血压、心电图，并备有抢救设备。

3. 偶有过敏反应，过敏者禁用。

4. 核对药物标签，应有“供心律失常用注射剂”字样，不含肾上腺素，避免与局麻制剂相混，从而引起心律失常。

苯妥英钠

本药抗心律失常作用与利多卡因相似，此外，可与强心苷竞争Na^+-K^+-ATP酶，抑制强心苷中毒所致的迟后除极。主要用于治疗室性心律失常，尤其适用于强心苷中毒所致的室性心律失常。（不良反应及用药监护详见“抗癫痫药”部分）。

（三）Ⅰc类

普罗帕酮

普罗帕酮又名心律平。

【作用和临床应用】

普罗帕酮主要抑制Na^+内流，降低自律性，减慢传导，延长动作电位时程和有效不应期。可用于治疗室上性和室性心律失常。

【不良反应及用药监护】

消化系统不良反应常见恶心、呕吐、味觉异常等；偶见粒细胞减少和红斑狼疮样综合征；心血管系统不良反应常见折返性室性心动过速、充血性心衰加重。用药时须严密监测心电图，若心电图 QRS 波加宽超过 20%以上或 Q-T 间期明显延长者宜减量或停药。

严重心衰、房室传导阻滞、低血压、支气管哮喘者禁用。

二、Ⅱ类——β受体阻断药

本类用于抗心律失常的药物包括：普萘洛尔、美托洛尔、阿替洛尔、纳多洛尔、醋丁洛尔、艾司洛尔等。此类药物除竞争阻断β受体外，大剂量具有膜稳定作用，可降低自律性，减慢传导。主要治疗室上性心律失常，尤其对交感神经兴奋性过高、甲状腺功能亢进及嗜铬细胞瘤等引起的窦性心动过速效果良好。

三、延长动作电位时程药物

胺碘酮

胺碘酮又名乙胺碘呋酮、可达龙。

【作用和临床应用】

胺碘酮抑制心脏多种离子通道如 Na^{+}、K^{+}、Ca^{2+} 等，从而降低窦房结、浦肯野纤维的自律性和传导性，明显延长心肌细胞动作电位时程和有效不应期，延长 Q-T 间期和 QRS 波。此外，尚有非竞争性拮抗α、β肾上腺素受体和舒张血管作用。

广谱抗心律失常药，对心房扑动、心房纤颤、室上性心动过速和室性心动过速有效。

【不良反应及用药监护】

1. 胃肠道反应　胺碘酮可引起食欲减退、恶心、呕吐、便秘等。

2. 心血管反应　胺碘酮可引起窦性心动过缓、房室传导阻滞及 Q-T 间期延长，尖端扭转型室性心动过速偶见。静脉给药常见低血压。

3. 甲状腺功能紊乱　因本药含碘，长期应用可干扰甲状腺的正常功能，引起甲状腺功能亢进或低下。长期应用需监测血清 T_3、T_4。

4. 其他　个别患者出现间质性肺炎或肺纤维化，长期应用必须定期监测肺功能；药物少量自泪腺排出，可引起角膜褐色微粒沉着，但不影响视力，停药后可逐渐消失。

5. 房室传导阻滞、Q-T 间期延长者、甲状腺疾病患者及对碘过敏者禁用。

四、钙通道阻滞药物

维拉帕米

维拉帕米又名异搏定。

【作用和临床应用】

维拉帕米通过阻滞心肌细胞膜钙通道，从而降低慢反应细胞的自律性，减慢窦房结、房室结的传导速度，并能延长慢反应细胞动作电位的有效不应期，消除折返。

维拉帕米治疗室上性和房室结折返性心律失常效果好，是阵发性室上性心动过速的首选药。

【不良反应及用药监护】

使用维拉帕米可出现恶心、呕吐、便秘、腹痛、腹泻、头痛、瘙痒等不良反应。静脉给药可引起血压下降、暂时窦性停搏。重度房室传导阻滞、严重心功能不全、心源性休克患者禁用。用药期间，特别是与可产生心血管反应的药物如β受体阻断药、奎尼丁等合用时，要经常监测患者的心率和心电图。

五、其他类药物

腺苷

【作用和临床应用】

腺苷作用于腺苷受体，激活心房、窦房结、房室结的乙酰胆碱敏感性钾通道，引起动作电位时程缩短和自律性降低，并可延长房室结有效不应期，减慢房室传导。

腺苷主要用于治疗折返性室上性心律失常。

【不良反应及用药监护】

1. 治疗量可出现颜面潮红、头痛、胸闷、呼吸困难，通常持续时间不长。
2. 静脉注射速度过快可致短暂心脏停搏。
3. 给药时，应监测患者的呼吸、血压和心电图。

第三节　抗心律失常药物的临床选择

1. 窦性心动过速　宜首选普萘洛尔。

2. 心房纤颤或扑动　转复律用奎尼丁或与普萘洛尔同用，预防复发可加用或单用胺碘酮。

3. 房性期前收缩　可选用普萘洛尔、维拉帕米等。

4. 阵发性室上性心动过速　兴奋迷走神经的方法如果无效,可首选维拉帕米。

5. 室性期前收缩　必要时首选普鲁卡因胺、胺碘酮等,急性心梗诱发者选用利多卡因,强心苷中毒诱发者选用苯妥英钠。

6. 室性心动过速　选用利多卡因、普鲁卡因胺等。

7. 心室纤颤　选用利多卡因、普鲁卡因胺。

思考题

一、选择题

1. 治疗阵发性室上性心动过速宜首选　(　　)

A. 奎尼丁　B. 利多卡因　C. 苯妥英钠　D. 维拉帕米　E. 普鲁卡因胺

2. 治疗强心苷中毒引起的室性心律失常宜首选　(　　)

A. 奎尼丁　B. 普萘洛尔　C. 苯妥英钠　D. 维拉帕米　E. 胺碘酮

3. 一患者因急性心梗入院,心电图示:室性心动过速、阵发性心室纤颤。该患者宜选用的药物是　(　　)

A. 奎尼丁　B. 普萘洛尔　C. 利多卡因　D. 胺碘酮　E. 维拉帕米

4. 下列药物中可致角膜褐色微粒沉着的是　(　　)

A. 奎尼丁　B. 普萘洛尔　C. 胺碘酮　D. 利多卡因　E. 维拉帕米

二、问答题与分析题

1. 举例说明抗心律失常药的分类。

2. 王某,男,50 岁,10 年前偶然心脏听诊发现有"早搏",无特殊不适未治疗。近半年来因劳累加上情绪波动而自觉胸闷、气促、心悸、周身乏力,有时有心前区疼痛,但无晕厥发生,门诊动态心电图示"频发室早"。查体:心率68 次/分,闻及早搏4～5 次/分。诊断:心律失常(室性早搏)。入院后,先给予普鲁卡因胺 0.5 mg,每天四次,未见好转,改用胺碘酮 0.2 mg,每天三次,患者胸闷、心慌渐好转,早搏基本控制,胺碘酮渐减至 0.2 mg,每天一次,经治疗后患者自觉症状改善,心率 68 次/分,未闻及早搏,出院。分析:(1)胺碘酮为何类抗心律失常药?简述该药的用药监护事项。(2)该患者主要为室性心律失常,除可用胺碘酮外,还可以选用哪些抗心律失常药?试述它们的主要不良反应。

第十八章　抗心绞痛药物的用药护理

抗心绞痛药是一类能恢复心肌氧的供需平衡的药物，其抗心绞痛药理基础是增加心肌供氧、降低心肌耗氧量。

常用药物：

1. 硝酸酯类　硝酸甘油、硝酸异山梨醇酯(消心痛)、单硝酸异山梨酯等。

2. β受体阻断药　普萘洛尔、美托洛尔、阿替洛尔等。

3. 钙通道阻滞药　硝苯地平、地尔硫䓬等。

一、硝酸酯类

硝酸甘油

【作用和临床应用】

1.作用　硝酸甘油的基本作用是松弛血管平滑肌，扩张外周血管，降低心脏负荷，减少心肌耗氧量，并能降低左室舒张末压，增加心内膜下心肌供血；也可解除冠状动脉痉挛，舒张心外膜血管及动脉狭窄部位的侧支血管，改善缺血区心肌的血供。

2.应用　舌下含服硝酸甘油能迅速缓解各型心绞痛。缓释贴片可预防夜间发作。对急性心肌梗死者多静脉用药。作为扩血管药也可用于治疗急、慢性充血性心力衰竭。

【不良反应及用药监护】

1. 因其舒张血管作用常见面颈胸皮肤潮红、搏动性头痛、眼压升高等，常于用药数日后自行消退；剂量过大，可致低血压、晕厥、反射性心率加快。注意观察其副作用，如不能耐受，应减量或换药；避免直立服药，以防发生体位性低血压或晕厥。

2. 超剂量会引起高铁血红蛋白血症，表现为呕吐、发绀等。

3. 连续应用 2～3 周可出现耐受性，停药 1～2 周后耐受性可消失。

4. 长期用药者不宜突然停药，否则易诱发心绞痛。

5. 硝酸甘油首关消除率高达 90%，因此不宜口服给药。硝酸甘油舌下含片有效期为 6 个月，应注意药物是否失效。若含服时舌没有烧灼麻刺感或头无胀感，说明已失效，应予更换。

6. 静脉用药时采用棕色避光输液袋及避光注射器。

【药物相互作用】

硝酸酯类与 β 受体阻断药联用抗心绞痛可相互取长补短，协同降低心肌耗氧量，同时减少不良反应，但应预防血压过低(见表 18-1)。

表 18-1

	硝酸酯类	β 受体阻断药
心率	↑	↓
心肌收缩力	↑	↓
心室容积	↓	↑
心室壁张力	↓	↑
射血时间	↓	↑
冠脉	扩张	收缩

【硝酸酯类的体内代谢特点】

硝酸酯类药物的代谢特点如表 18-2 所示。

表 18-2　　硝酸酯类药物的代谢特点

药物	给药方法	一次用量（mg）	起效时间（min）	作用持续时间（h）	半衰期（min）	给药次数（次/天）
硝酸甘油	舌下	0.3～0.6	1～2	20～40 min	4.4	—
硝酸异山梨酯	舌下	5～10	2～3	1～2	45	3
	口服	10	15～30	2～4		3
单硝酸异山梨酯	口服	10～20	15	8	240	2～3

二、β 受体阻断药

通过阻断 β_1 受体，使心率减慢，心肌收缩减弱，降低心肌耗氧量；可延长舒张期，延长冠脉灌流时间；可提高心肌缺血区对葡萄糖的摄取，保护缺血区心肌细胞线粒体的结构和功能，维持缺血区ATP和能量供应；能促进氧合血红蛋白的离解而增加心肌供氧。

临床主要用于治疗稳定型心绞痛，对伴有心律失常及高血压者尤为适用，但不宜用于冠脉痉挛诱发的变异型心绞痛。对心肌梗死也有效，能缩小梗死范围。不良反应及用药监护见传出神经系统药物。

三、钙通道阻滞药

钙通道阻滞药通过扩张外周血管，减轻心脏负荷，降低心肌耗氧量；也可扩张冠脉，增加心肌供血；并可抑制血小板聚集，降低血液黏滞度，阻止冠脉损伤的发展；此外，因阻滞钙离子内流，避免心肌缺血时细胞内钙超负荷而引起的线粒体损伤。

硝苯地平

硝苯地平对变异型心绞痛最有效，尤其是伴高血压者；对稳定型心绞痛也有效。

维拉帕米

变异型心绞痛多不单独应用维拉帕米，对稳定型心绞痛有效。

地尔硫䓬

地尔硫䓬对变异型、稳定型、不稳定型心绞痛都可用。

思考题

一、选择题

1. 不具有扩张冠状动脉作用的抗心绞痛药物是（　　）

A. 硝苯地平　B. 地尔硫䓬　C. 硝酸甘油
D. 普萘洛尔　E. 硝酸异山梨酯

2. 变异型心绞痛不宜选用（　　）

A. 硝苯地平　B. 地尔硫䓬　C. 硝酸甘油
D. 普萘洛尔　E. 硝酸异山梨酯

3. 伴有高血压的变异型心绞痛者宜选用（　　）

A. 硝苯地平　B. 美托洛尔　C. 硝酸甘油
D. 普萘洛尔　E. 硝酸异山梨酯

4. 患者因过劳而突发心绞痛，宜选用的急救药物是（　　）

A. 舌下含服硝苯地平　B. 利多卡因注射　C. 舌下含服硝酸甘油

D. 口服普萘洛尔　　　　E. 口服硝酸异山梨酯

二、问答题与分析题

1. 硝酸甘油的主要不良反应及用药监护注意事项有哪些?

2. 患者张某,53岁,劳累性胸骨后疼痛5个月,近日与人生气,突感心前区闷痛,有窒息感,伴冷汗、面色苍白,含服硝酸甘油片,5分钟后缓解。来院就诊,心电图示:心肌缺血。诊断为缺血性心脏病,劳累性心绞痛。给予药物治疗:硝酸甘油,胸痛时0.3 mg舌下含服;硝酸异山梨酯,10 mg,每天三次,口服;普萘洛尔,10 mg,每天三次,口服。经治疗后症状未再出现,但患者自述用药后感搏动性头痛、头胀,面颈部潮红。问:(1)上述药物治疗的理论依据是什么?如何做好用药监护?(2)患者出现头痛、头胀、面红的原因是什么?如何处理?

第十九章 调血脂药和抗动脉粥样硬化药物的用药护理

动脉粥样硬化主要发生在大动脉及中动脉，特别是冠状动脉、脑动脉及主动脉，是心脑血管病的主要病理学基础，而高脂血症是促进动脉粥样硬化的主要致病因素，因此控制高脂血症，防治动脉粥样硬化是防治心脑血管疾病的重要措施。用于防治动脉粥样硬化的药物称为调血脂药和抗动脉粥样硬化药。

血脂是血浆或血清中所含的脂类，须与载脂蛋白结合形成脂蛋白后才能溶于血浆，进行转运和代谢，故高脂血症常为高脂蛋白血症的反映。血浆中主要脂蛋白有乳糜微粒(CM)、极低密度脂蛋白(VLDL)、低密度脂蛋白(LDL)、中密度脂蛋白(IDL)及高密度脂蛋白(HDL)。常见的高脂蛋白血症的类型如表 19-1 所示。调血脂药主要是提高高密度脂蛋白，降低胆固醇和三酰甘油，以减轻或防止动脉粥样硬化。

表 19-1　　高脂蛋白血症的类型

分型	血浆中升高成分	
	脂蛋白	脂质种类
Ⅰ	乳糜微粒(CM)	三酰甘油
Ⅱa	LDL	胆固醇
Ⅱb	LDL 和 VLDL	胆固醇＋三酰甘油
Ⅲ	VLDL	三酰甘油＋胆固醇
Ⅳ	VLDL	三酰甘油
Ⅴ	VLDL＋CM	三酰甘油＋胆固醇

临床常用降血脂药物可根据其降低的血脂成分进行分类。

一、降低胆固醇酯和低密度脂蛋白的药物

(一)HMG-CoA(3-羟基-3-甲基戊二酰辅酶A)还原酶抑制剂

洛伐他丁(美降脂)、美伐他丁、普伐他丁(普拉固、美百乐镇)、阿伐他丁(立普妥、阿乐)、辛伐他丁(舒降脂、辛可)、氟伐他丁(来适可)、瑞舒伐他丁等。

【作用和临床应用】

本类药物通过抑制肝细胞合成胆固醇的限速酶HMG-CoA,从而减少内源性胆固醇的合成。

本类药物主要用于原发性高胆固醇血症、杂合子家族性高胆固醇血症、Ⅲ型高脂血症及糖尿病性、肾性高脂血症。此外,还可用于肾病综合征,预防心脑血管急性事件,抑制血管成形术后再狭窄,缓解器官移植后的排异反应和治疗骨质疏松症等。

【不良反应及用药监护】

本类药物不良反应较轻。

1. 胃肠反应最常见,可能有便秘、腹胀、消化不良等。

2. 偶见黄疸、转氨酶升高等,建议治疗开始前及此后定期(例如半年一次)进行肝功能检查。

3. 少数患者可见肌痛、肌酸磷酸激酶升高、横纹肌溶解症等。药物治疗时嘱患者若有不明原因肌痛或无力等应立即报告医护人员。如果肌酸磷酸激酶明显升高,或确诊、疑诊为肌病时,应停药。

4. 孕妇、儿童、哺乳期妇女、肝肾功能异常者不宜用。

(二)胆汁酸结合树脂

考来烯胺(消胆胺)和考来替泊(降胆宁)。

【作用和临床应用】

本类药物口服进入肠道不被吸收,与胆汁酸牢固结合阻止胆汁酸的肝肠循环和反复利用,从而减少外源性胆固醇的吸收并大量消耗胆固醇。

本类药物适用于Ⅱa、Ⅱb及家族性杂合子高脂血症。

【不良反应及用药监护】

1. 常见不良反应为胃肠道症状,如腹胀、便秘、食欲减退等。长期大剂量易致脂肪吸收不良。考来烯胺具有特殊的臭味。

2. 本类药物在肠道内可结合多种药物如苯巴比妥、双香豆素类、洋地黄制剂等,影响其吸收,尽量避免伍用。若必要时在服用此药1小时前或用药后4小时服用。

二、降低三酰甘油和极低密度脂蛋白的药物

(一)贝特类

最早应用的氯贝丁酯(安妥明)不良反应多而严重,特别是肝胆系统并发症,现已少用。新型贝特类有吉非贝齐(诺衡)、苯扎贝特(必降脂)、非诺贝特(力平脂)、环丙贝特等,调血脂作用增强而不良反应少。

贝特类药物主要用于治疗原发性高三酰甘油血症,对Ⅲ型高脂血症和混合型高脂血症有较好疗效。

贝特类药物不良反应主要是胃肠道反应,如食欲缺乏、腹胀等。偶有尿素氮、转氨酶升高,用药期间需定期测肝功。

(二)烟酸与烟酸酯类

烟酸为B族维生素之一,可抑制脂肪组织脂解,大剂量可降低血中游离脂肪酸水平,从而使三酰甘油合成减少,并降低VLDL、IDL、LDL。广谱调血脂药,对Ⅱb和Ⅳ型高脂蛋白血症疗效最好。因烟酸可扩张血管,开始常有皮肤潮红、瘙痒等,用药几周后反应可减轻。口服剂量大可出现胃肠道刺激症状,可加重消化道溃疡。偶见血糖升高,尿酸增加,肝功异常。

同类药物:阿昔莫司(乐脂平、吡莫酸)。

三、其他调血脂药物

(一)抗氧化剂

普罗布考

普罗布考具有抗氧化,调血脂,抗动脉粥样硬化作用。可用于各型高胆固醇血症,对继发于肾病综合征或糖尿病的Ⅱ型高脂蛋白血症也有效。不良反应少而轻,常见胃肠道反应,如腹泻、腹胀、腹痛、恶心等。

(二)多烯脂肪酸

二十碳五烯酸(EPA)和二十二碳六烯酸(DHA)主要来自海洋生物;亚油酸和γ-亚麻酸(常见于月见草油)主要来源于植物油。

多烯脂肪酸具调血脂和抗血小板聚集作用。可用于防治冠心病及心肌梗死。一般无明显不良反应,但若长期或大剂量应用n-3型多烯脂肪酸,可使出血时间延长,免疫力降低。

知识拓展

多烯脂肪酸

多烯脂肪酸又称多不饱和脂肪酸类，根据不饱和键在脂肪酸链中开始出现的位置，分为 n-3(或 ω-3)型及 n-6(或 ω-6)型多烯脂肪酸。

n-3 型多烯脂肪酸有 EPA 和 DHA。流行病学调查发现，格陵兰爱斯基摩人心血管疾病发生率低主要与食用海鱼等海洋生物有关，后经证实这些生物的油脂中富含 n-3 多烯脂肪酸，有调血脂及抗动脉粥样硬化的效应。

n-6 型多烯脂肪酸有亚油酸和 γ-亚麻酸，主要来源于植物，常见于月见草油。月见草油含亚油酸约 70%，γ-亚麻酸 6%～9%。

问答题

调节血脂药有哪几类？各举出一代表药。如何指导用药？

第二十章　利尿药与脱水药的用药护理

第一节　利尿药

利尿药是直接作用于肾脏，增加水、电解质的排出，产生利尿作用的药物。临床上主要用于治疗各种原因所致的水肿。常用利尿药按作用部位及效能分为：

1. 高效能利尿药　呋塞米、依他尼酸(利尿酸)、布美他尼(丁苯氧酸)等。

2. 中效能利尿药　噻嗪类(氢氯噻嗪、环戊噻嗪、苄氟噻嗪)、氯噻酮(氯酞酮)、吲哒帕胺等。

3. 低效能利尿药　螺内酯(安体舒通)、依普利酮、氨苯蝶啶、阿米洛利(氨氯吡咪)等。

一、高效能利尿药

呋塞米

呋塞米又名速尿、呋喃苯胺酸。

【作用】

1. 利尿作用　作用部位：抑制髓袢升支粗段的髓质与皮质部的 Na^{+}-K^{+}-$2Cl^{-}$ 的联合转运。特点：①作用快、强，维持时间较短；②增加水、Na^{+}、K^{+}、Cl^{-}、Ca^{2+}、Mg^{2+} 等的排出；③降低了肾脏的浓缩与稀释功能。

2. 扩张血管，增加肾血流量。

【临床应用】

1. 治疗严重水肿。

2. 治疗急性肺水肿与脑水肿　因其强大的利尿作用，可降低血容量、左室充盈压，并可扩张小动脉，减轻心脏后负荷。静脉注射呋塞米是治疗急性肺水肿的迅速有效的治疗措施。

3. 急、慢性肾衰竭。

4. 加速毒物排泄　结合输液，可用于药物、毒物中毒的解救。

5. 其他　高钙血症、高血压。

【不良反应及用药监护】

1. 水与电解质紊乱　主要表现为低血容量、低血钾、低血钠、低氯碱血症等，以低血钾最多见。低血钾易诱发强心苷中毒及肝硬化时易诱发肝性脑病，所以应及时补钾，或加服留钾利尿药，纠正低血钾。因 Na^+-K^+-ATP 酶的激活需要 Mg^{2+}，故必要时应纠正低血镁。

用药期间应密切观察电解质紊乱症状，如低钾血症可出现恶心呕吐、腹胀、肌无力、心律失常，低钠血症可出现无力、下肢痉挛等，应及时报告医生，注意检测血清 Na^+、K^+、Cl^- 等电解质浓度。

2. 耳毒性　可引起耳鸣、听力下降或耳聋。应避免和易损伤听神经的药物如氨基苷类抗生素合用。

3. 胃肠反应　常见恶心、呕吐、腹痛等，偶见胃肠出血，宜饭后服用。

4. 其他　高尿酸血症，诱发痛风，痛风患者应慎用。

5. 嘱患者或家属作好用药前护理，备好便器和计量器；注意记录出入量、体重，观察水肿的体征变化；尽量安排上午给药，避免或减少夜尿影响患者睡眠；对神志正常的患者，用药后嘱咐起床动作要慢，以免体位性低血压引起眩晕导致意外。

6. 本药刺激性较大，静脉注射时应稀释后缓慢注射，不宜与其他药混合注射。

7. 严重肝肾功能不全者及孕妇慎用。

布美他尼

布美他尼作用强度是呋塞米的40～60倍，特点是快、强、短。主要作为呋塞米的代用品，用于顽固性水肿和急性肺水肿，尤其是对急性肾衰竭。不良反应与呋塞米相似而较轻。

依他尼酸

依他尼酸又名利尿酸。作用机制与呋塞米相似，但作用较呋塞米弱，且不良反应多而重，耳毒性发生率高，临床应用受限。

二、中效能利尿药

氢氯噻嗪

氢氯噻嗪又名双氢克尿噻。

【作用】

1. 利尿作用　作用部位：①抑制髓袢升支粗段皮质部和远曲小管起始部的 Na^+-Cl^- 的联合转运。②轻度抑制碳酸酐酶。特点：①作用温和而持久；②增加水、Na^+、K^+、Cl^-、HCO_3^- 的排出；③降低肾脏对尿液的稀释功能。

2. 抗利尿作用　减少尿崩症的尿量。

3. 降压作用。

【临床应用】

1. 各型水肿　对轻中度心源性水肿效果较好，对肾性水肿的疗效与肾功能损害程度有关，损害程度轻者效果好，反之则差。肝性水肿应注意低血钾诱发肝性脑病。

2. 原发性高血压。

3. 尿崩症　治疗肾性或加压素无效的垂体性尿崩症。

【不良反应及用药监护】

1. 电解质紊乱　低血钾、低血镁、低血钠、低氯性碱血症等，多见低血钾。可采用间歇疗法，合用留钾类利尿药或补充钾盐，以避免低钾血症。与强心苷合用时要经常监测血钾。可嘱患者多食含钾丰富的食物。

2. 高尿酸血症　痛风患者慎用。

3. 代谢变化　高血糖、高脂血症等。糖尿病患者及高脂血症患者慎用。长期应用应注意监测血糖和血脂。

三、低效能利尿药

螺内酯

【作用和临床应用】

螺内酯能与远曲小管和集合小管靶细胞的醛固酮受体结合，拮抗醛固酮发挥留钾排钠作用而利尿。主要用于治疗与醛固酮增多有关的顽固性水肿和充血性心力衰竭。

【不良反应及用药监护】

1. 高钾血症　肾功能不全者尤易发生。严重肝肾功能不全者、高钾血症者禁用。长期用药者应注意观察有无高血钾的表现，如心率减慢、嗜睡、极度疲乏等，及时发现报告医生给予处理。

2. 性激素样作用　螺内酯可引起女性多毛、月经紊乱，男性乳房发育，停药后可消失。用药前向患者说明此种表现停药后可消失，以减少患者焦虑。

3. 中枢神经系统反应　患者可出现头痛、倦怠、精神错乱等。用药期间不宜驾车、高空作业或操作有危险的机器。

4. 胃肠道反应　患者可出现恶心、呕吐、腹痛等。可进食时或餐后服药以减轻胃肠道反应，消化道溃疡者禁用。

氨苯蝶啶和阿米洛利

氨苯蝶啶和阿米洛利能直接抑制远曲小管和集合管 Na^{+}-K^{+} 交换，产生留钾排钠的利尿作用。常与排钾类利尿药合用治疗顽固性水肿。

不良反应较少，可见胃肠道反应。长期应用可致高血钾、肾功能不全、糖尿病，老年人尤易发生。氨苯蝶啶能抑制二氢叶酸还原酶，引起体内叶酸缺乏，可出现巨幼红细胞性贫血。此外，多数患者服用氨苯蝶啶可出现淡蓝色荧光尿，为用药后正常反应，应告知患者不必担心。

严重肝肾功能不全及高血钾者禁用，糖尿病、痛风、低钠血症、孕妇慎用。

第二节　脱水药

脱水药是指通过提高血浆渗透压，使组织脱水的药物，因有渗透性利尿作用，又称渗透性利尿药。其共同特点是：①静注后不易透过血管壁进入组织；②体内不被代谢或少被代谢；③易经肾小球滤过，不易被肾小管重吸收。

临床常用 20%甘露醇、25%山梨醇、50%葡萄糖等。

甘露醇

临床常用 20%的高渗溶液。

【作用和临床应用】

1. 脱水作用　治疗脑肿瘤、脑外伤、脑组织炎症及缺氧等引起的脑水肿，是降低颅内压的首选药物；也可降低眼压治疗青光眼。

2. 利尿作用　可用于预防急性肾衰，促进毒物排泄。

【不良反应及用药监护】

1. 不良反应少，一般 250 mL 液体应在 20～30 分钟内注射完毕，过慢影响治疗效果，但静脉滴注速度过快可出现头痛、眩晕、恶心、视物模糊、甚至心功能损害等。静脉注射切勿漏出血管外，否则可致局部组织肿胀，严重时可出现组织坏死。一旦发生，应更换注射部位，并及时热敷。严禁皮下及肌内注射。

2. 气温较低时易析出结晶，用前对光仔细检查，如有结晶析出可用热水浴(80 ℃)加温，振摇溶解后使用。

3. 应用脱水药过程中，需观察出入量，并做好记录。密切观察血压、脉搏、呼吸，预防因循环血量增加出现心功能受损，尤其是对心血管病患者、老年人及小儿更需注意。

4. 心功能不全和颅内活动性出血者禁用。

山梨醇

山梨醇是甘露醇的同分异构体，临床用其25％水溶液，作用比甘露醇弱。

葡萄糖

50％的高渗糖具有降低颅内压和渗透性利尿作用，但作用不持久，易被组织分解利用。临床用于脑水肿和急性肺水肿，一般与甘露醇交替使用。

思考题

一、选择题

1. 急性肺水肿宜选用 （　　）
   A. 呋塞米　B. 氢氯噻嗪　C. 螺内酯
   D. 氨苯蝶啶　E. 甘露醇
2. 具有抗利尿作用的药物是 （　　）
   A. 呋塞米　B. 氢氯噻嗪　C. 螺内酯
   D. 氨苯蝶啶　E. 甘露醇
3. 通过拮抗醛固酮而产生利尿作用的药物是 （　　）
   A. 呋塞米　B. 氢氯噻嗪　C. 螺内酯
   D. 氨苯蝶啶　E. 阿米洛利
4. 可致高钾血症的药物是 （　　）
   A. 呋塞米　B. 氢氯噻嗪　C. 氨苯蝶啶
   D. 布美他尼　E. 依他尼酸
5. 降低颅内压宜首选 （　　）
   A. 呋塞米　B. 氢氯噻嗪　C. 螺内酯
   D. 山梨醇　E. 甘露醇
6. 避免与氨基苷类抗生素合用的药物是 （　　）
   A. 呋塞米　B. 氢氯噻嗪　C. 螺内酯
   D. 氨苯蝶啶　E. 阿米洛利

7. 一心衰患者近 1 年反复出现下肢水肿，为减轻患者水肿不宜选用的药物是 （　）

A. 呋塞米　　B. 氢氯噻嗪　　C. 螺内酯

D. 氨苯蝶啶　　E. 甘露醇

二、分析题

患者，男，36 岁。1 个月前，无明显诱因出现眼睑水肿，并逐渐延及双下肢，上腹胀，食欲差，近 1 周水肿加重，尿量减少，24 小时尿量 200 mL，无肉眼血尿，来院就诊。体检：血压 120/90 mmHg，听诊肺有小水泡音，心律 99 次/分，双下肢凹陷性水肿，腹软，尿常规检查蛋白(+++)，镜下 WBC 0～1 个/HP，B 超示双肾增大。诊断：急性肾衰竭。对该患者出现的水肿最好选择哪类利尿药？如何做好用药护理？

第二十一章　作用于呼吸系统药物的用药护理

呼吸系统疾病以咳嗽、咳痰和喘息为常见症状，镇咳、祛痰及平喘药是呼吸系统疾病的对症治疗药物。

第一节　镇咳药

咳嗽是人体对气管内刺激的保护性反应，有利于排除气道内的刺激物或积聚于呼吸道内的分泌物，起到保护呼吸道通畅的作用。但长时间剧烈咳嗽不仅影响患者休息，且可引起多种并发症，如气胸等。镇咳药为抑制咳嗽反射的药物，按其作用机制，可分为两大类：

1. 中枢性镇咳药　通过抑制咳嗽中枢而达到止咳作用。常用药物有可待因、喷托维林、右美沙芬、苯丙哌林、氯哌斯汀等。

2. 外周性镇咳药　通过抑制咳嗽反射弧中的感受器、传入神经或传出神经而发挥止咳作用。常用药物有苯佐那酯等。

可待因

可待因又称甲基吗啡，镇咳作用强而迅速。此外本药还有中枢性镇痛、镇静作用。适用于各种原因引起的剧烈干咳和刺激性咳嗽，尤其是伴有胸痛的剧烈干咳、偶有恶心、呕吐、便秘等副作用，大剂量能引起中枢兴奋，属麻醉药品，久用具有躯体依赖性。痰多者禁用。

喷托维林

喷托维林又称咳必清、维静宁。为人工合成的非成瘾性中枢镇咳药，兼有较强的局麻作用和微弱的阿托品样解痉作用。适用于上呼吸道感染引起的干咳及小儿百日咳等。偶有头晕、恶心、腹胀、口干、便秘等，青光眼患者慎用。

右美沙芬

右美沙芬又称右甲吗南，为非成瘾性中枢性镇咳药，镇咳强度与可待因相等或略强，但无成瘾性，无镇痛作用。适用于上呼吸道感染、急性或慢性支气管炎、肺炎、肺结核等引起的咳嗽，尤其适用于干咳及手术后无法进食的咳嗽患者。偶有轻度头痛、头晕、嗜睡、嗳气、过敏反应等。大剂量时可引起呼吸抑制作用，过量中毒可引起中枢抑制。

苯丙哌林

苯丙哌林又名咳哌宁，具有中枢性和外周性双重镇咳作用。适用于各种原因引起的刺激性干咳。可有皮疹、头晕、口干、胃部不适等不良反应。口服时须整片吞服，切勿嚼碎，以免引起口腔麻木。

氯哌斯汀

氯哌斯汀又称咳平，兼有抗组胺作用。适用于上呼吸道感染、慢性支气管炎等引起的咳嗽。

苯佐那酯

苯佐那酯又称退嗽露，属于局麻性外周性镇咳药。用于急性支气管炎、哮喘和肺炎所引起的干咳，也可用于支气管镜等检查前预防咳嗽。偶有轻度头晕、鼻塞和嗜睡等不良反应，偶见过敏性皮炎。服用时勿将药丸咬碎，以免口腔产生麻木感。

第二节　祛痰药

祛痰药是指能使痰液稀释、液化，易于咳出的药物。应用祛痰药不仅可消除痰液，减轻气道阻塞，也有一定平喘作用，同时有利于控制感染。

常用的祛痰药一般可分为两类：一类是恶心性祛痰药，常用药物有氯化铵、桔梗、远志等；另一类是黏痰溶解剂，常用药物有乙酰半胱氨酸、溴己新、氨溴索等。

一、恶心性祛痰药

氯化铵

【作用和临床应用】

氯化铵口服后刺激胃黏膜的迷走神经，反射性地促进呼吸道腺体分泌增加而稀释黏痰；且部分氯化铵吸收入血后，经呼吸道支气管黏膜排出，通过盐类的渗透压作用，在支气管腔内形成高渗，使水分增多，使痰液稀释易于咳出。

本药为强酸弱碱盐，有酸化体液和尿液的作用。

本品临床很少单独使用，多配成复方，适用于治疗呼吸道炎症初期的干咳以及痰液黏稠不易咳出时。此外，还可用于泌尿系感染酸化尿液及严重的代谢性碱中毒。

【不良反应及用药监护】

1. 大量服用可刺激胃，引起恶心、呕吐、胃疼、口渴。为减少对胃刺激，片剂宜用水溶解于饭后服用。胃溃疡患者慎用。

2. 本药增加钾的排出，易造成低钾血症，须密切观察有否低血钾症状出现。

二、黏痰溶解剂

乙酰半胱氨酸

乙酰半胱氨酸又称痰易净。本药通过裂解痰液中黏蛋白成分，降低痰液黏滞性而祛痰。临床可用于大量黏痰阻塞而引起的呼吸困难，如急性和慢性支气管炎、支气管扩张、肺结核、肺炎痰液黏稠、咳痰困难。紧急时气管内滴入，可迅速降低痰的黏稠度，便于吸痰。本药有特殊气味，如发生恶心、呕吐可暂停给药，引起支气管痉挛时可用异丙肾上腺素解除。本药直接滴入呼吸道可产生大量痰液，须用吸痰器吸引排痰。

溴己新

溴己新又称必嗽平。本药可解聚黏液中的黏多糖，降低痰的黏滞性，也能刺激胃黏膜，反射性地引起呼吸道腺体分泌增加，使痰液稀释。适用于各种气管炎、支气管扩张症、慢性肺部炎症和支气管哮喘等。偶有恶心、胃部不适等不良反应，减量或停服即可消失。宜饭后服用，减轻胃部不适。胃炎或胃溃疡患者慎用。

第三节　平喘药

平喘药通过解除支气管平滑肌痉挛，减少腺体分泌，预防过敏发生，从而缓解喘息症状。

按其药理作用不同将常用平喘药分为六类：①拟肾上腺素药；②茶碱类；③M胆碱受体阻断药；④肾上腺皮质激素类；⑤肥大细胞膜稳定药；⑥其他药物。

一、拟肾上腺素药

本类药物因激动β受体，使平滑肌松弛，对各种刺激引起的支气管平滑肌痉挛有强大的舒张作用。也能抑制肥大细胞释放过敏介质，可预防过敏性哮喘的发作。对炎症过程并无影响。其中肾上腺素、麻黄碱、异丙肾上腺素等在传出神经系统药物一章中有详细介绍。目前主要发展对 $β_2$ 受体有高度选择性的药物，即 $β_2$ 受体激动剂，常采用吸入给药，用于治疗哮喘急性发作和发作前预防用药。临床常用的有沙丁胺醇、克伦特罗、特布他林等。

沙丁胺醇

沙丁胺醇又称舒喘灵。

【作用和临床应用】

沙丁胺醇选择性兴奋支气管平滑肌上的肾上腺素 $β_2$ 受体，对支气管有强而持久的扩张作用；对心脏的肾上腺素 $β_1$ 受体激动作用弱，心率加快作用仅为异丙肾上腺素的1/10；激动冠状血管的 $β_2$ 受体，可扩张冠状血管，从而增加冠状动脉的血流量。

沙丁胺醇能适用于支气管哮喘、喘息性支气管炎、肺气肿伴有支气管痉挛者。本药雾化吸入溶液还可用于运动性支气管痉挛及常规治疗无效的慢性支气管痉挛。

【不良反应及用药监护】

口服不良反应的发生率高于吸入法给药。常见骨骼肌震颤，以手指震颤多见，剂量过大可引起心悸、头晕、头痛、心动过速、血压波动，甚至心律失常，一般减量即恢复正常，严重时应停药。此外，亦可见低钾血症(剂量过大时)及口、咽刺激感。长期用药亦可形成耐受性，不仅疗效降低，且可使哮喘加重。应嘱患者不可自行加大剂量；指导患者气雾吸入后，做深而慢的深吸气以保证药物均匀分布。吸入给药后应漱口，防口咽部刺激。

克伦特罗

克伦特罗又称氨哮素，松弛支气管平滑肌作用为沙丁胺醇的100倍，对心脏兴奋作用弱。本药尚有抗过敏和增强呼吸道纤毛活动作用，可促进黏痰溶解以利排痰，有助于提高平喘疗效。主要用于支气管哮喘和喘息性支气管炎等所致的支气管痉挛。

少数患者可见轻度心悸、手指震颤、头晕等，一般于用药过程中自行消失。心律失常、高血压、甲状腺功能亢进者慎用。反复应用可产生耐受性。

特布他林

特布他林又称喘康速、博利康尼，作用与沙丁胺醇相似，既可口服，又可注射，是选择作用于 β_2 受体药中唯一能作皮下注射的药。适用于支气管哮喘、喘息性支气管炎、慢性阻塞性肺病、肺心病等。重复用药易致蓄积作用。少数患者可出现口干、鼻塞、轻度胸闷、嗜睡、手指震颤等，个别人可有心悸、头痛、胃肠道障碍等反应。

知识拓展

气雾剂使用小常识

使用前轻摇储药罐使之混匀；头略后仰并缓慢地呼气，尽可能呼出肺内的空气；以食指按下压力阀，使药雾喷入口中，同时缓慢深吸气；吸气后尽量屏住呼吸5～10秒钟，使药物充分分布到下呼吸道；而后慢慢呼气。喷药后应及时漱口，去除口咽部残留的药物。吸入步骤为：一呼二吸三屏气。

二、茶碱类药

本类药物有氨茶碱、二羟丙茶碱（喘定）、多索茶碱、胆茶碱等。

氨茶碱

【作用和临床应用】

本药有较强的松弛支气管平滑肌的作用，也可抑制肥大细胞和嗜碱粒细胞释放组胺，具有一定的抗炎作用。还对冠状血管有扩张作用，增强心肌收缩力，有较弱的利尿作用。

临床用于支气管哮喘、喘息性支气管炎、肺气肿和其他阻塞性肺部疾患所引起的支气管痉挛。也可用于心源性哮喘、心源性水肿及急性心功能不全。

【不良反应及用药监护】

1. 本药呈强碱性，局部刺激作用强，口服致胃肠道反应，以恶心、呕吐、胃部不适常见。肌内注射可引起局部红肿、疼痛，故不宜肌内注射。

2. 治疗量时可致失眠或不安，剂量过大可发生惊厥，可用镇静药对抗。

3. 毒性反应　表现为严重的中枢症状和心血管反应，如烦躁不安、惊厥、血压低、心律失常等。本药静脉给药速度不宜过快。

4. 应告知患者控释片的药品结构特殊，勿嚼碎，否则会破坏其疗效；控释胶囊应整个吞服，或将胶囊中的小丸倒入温水中吞服。

三、抗胆碱药

异丙托溴铵

【作用和临床应用】

异丙托溴铵是对呼吸道平滑肌具有较高选择性的强效抗胆碱药，有明显的支气管扩张作用，对心血管、腺体、瞳孔的作用不明显。

本药应用于缓解慢性阻塞性肺部疾患引起的支气管痉挛、喘息症状，还可用于防治支气管哮喘，尤其适用于不能耐受β肾上腺素受体激动药所致肌肉震颤、心动过速的患者。

【不良反应及用药监护】

个别患者可见尿潴留、头痛、口干、口苦、胃肠动力紊乱、心率增加、心悸等症状。本药气雾剂在少数患者身上可引起咳嗽、局部刺激。

四、肾上腺皮质激素类药

糖皮质激素是目前治疗哮喘最有效的抗炎药物。这一作用与其抗炎和抗过敏作用有关。它能抑制前列腺素和白三烯生成；减少炎症介质的产生和反应；能使小血管收缩，渗出减少。糖皮质激素是哮喘持续状态或危重发作的重要抢救药物。近年应用吸入治疗法，可充分发挥糖皮质激素对气道的抗炎作用，也可避免全身性不良反应的发生。

二丙酸倍氯米松

二丙酸倍氯米松为地塞米松衍生物，是局部应用的强效肾上腺皮质激素，局部抗炎作用比地塞米松强500倍。气雾吸入后直接作用于气道发生抗炎平喘作用，能取得满意疗效，且无全身不良反应，长期应用也不抑制肾上腺皮质功能。但长期使用易发生咽部念珠菌感染，每次吸入后应立即用水漱口，可减少发生率。若发现肌肉痛、疲乏、低血压等皮质功能减退症状时，应报告医生。

布地奈德

本品为肾上腺皮质激素类药。吸入后具有与二丙酸倍氯米松相似的局部作用，而无全身肾上腺皮质激素作用。主要用于预防和治疗哮喘、季节性和慢性过敏性鼻炎，鼻息肉切除术后预防息肉再生。

五、肥大细胞膜稳定药

色甘酸钠

【作用和临床应用】

色甘酸钠是一种新型抗过敏药，不能直接扩张支气管，也不能对抗炎症介质收缩支气管平滑肌的作用，但预防性给药可有效防止过敏原、运动或其他刺激所致的哮喘。

色甘酸钠主要用于预防哮喘发作，对已发作的哮喘无效，以提前1～2周用药为宜。也用于过敏性鼻炎、溃疡性结肠炎及其他过敏性疾病。对儿童效果更佳，长期应用无耐受性，用药1～1.5个月无效者应停用。

【不良反应及用药监护】

少数患者因粉末吸入后对咽喉部、气管刺激，引起咽痒、呛咳甚至诱发哮喘。若在吸药前5～10分钟先用少量β受体兴奋剂（如异丙肾上腺素）吸入扩张支气管，可防止支气管痉挛。偶见出现荨麻疹。孕妇禁用。

酮替芬

酮替芬的作用机制同色甘酸钠，但作用较强，同时具有抗组胺作用。对各型哮喘均有预防发作的功效，对儿童疗效更佳。可有短暂镇静嗜睡、乏力、头晕、口干等副作用。连续用药1周可自行消失。驾驶员或高空作业人员慎用。长期服用须检查肝功能。

思考题

一、选择题

1. 胸膜炎干咳伴胸痛者宜选用 （ ）
   A. 可待因 B. 喷托维林 C. 氨茶碱
   D. 溴己新 E. 氯化铵
2. 常用于祛痰，又可以酸化尿液的药物是 （ ）
   A. 右美沙芬 B. 喷托维林 C. 氯化铵
   D. 乙酰半胱氨酸 E. 溴己新
3. 沙丁胺醇的平喘作用是 （ ）
   A. 兴奋α_1受体 B. 兴奋β_1受体 C. 兴奋β_2受体
   D. 兴奋H_2受体 E. 兴奋M_1受体
4. 大量黏痰阻塞气道的紧急情况处理 （ ）
   A. 口服溴己新 B. 口服氯化铵 C. 注射氨茶碱

D. 气雾吸入异丙肾上腺素　E. 乙酰半胱氨酸气管滴入

5. 用于预防哮喘发作而对发作期无效的药物是（　　）

A. 氨茶碱　B. 克伦特罗　C. 色甘酸钠

D. 异丙肾上腺素　E. 异丙托溴铵

6. 既可以平喘又可以强心利尿的药物是（　　）

A. 氯化铵　B. 氨茶碱　C. 色甘酸钠

D. 肾上腺素　E. 沙丁胺醇

7. 长期吸入易致口咽部真菌感染的药物是（　　）

A. 特布他林　B. 异丙托溴铵　C. 乙酰半胱氨酸

D. 二丙酸倍氯米松　E. 色苷酸钠

8. 糖皮质激素用于治疗哮喘的主要作用是（　　）

A. 降低痰液黏稠度　B. 抑制气道炎症反应　C. 舒张支气管平滑肌

D. 抑制咳嗽中枢　E. 兴奋呼吸中枢

二、分析题

某患者因天气变化开始喘息，不能平卧，周身大汗，烦躁不安，当时自服麻黄碱不见好转而急诊入院。体检：T 37 ℃，P 120 次/分，R 32 次/分，血压正常，神志恍惚，呼吸急促，大汗淋漓，口唇发绀，胸廓胀满，呼吸运动减弱，两肺广泛的哮鸣音，呼吸延长，心音纯，心律规整，无水肿，四肢末梢发绀。入院诊断：支气管哮喘急性发作。问：对该患者可选用什么药物平喘？如何做好所用药物的用药监护？

第二十二章　作用于消化系统药物的用药护理

第一节　抗消化性溃疡药

抗消化性溃疡药是治疗胃十二指肠溃疡的药物。目前认为消化性溃疡的形成与发展主要是由于损害因素与保护因素失衡所致。损害因素有胃酸、胃蛋白酶、幽门螺杆菌等；保护因素有黏液分泌、黏液屏障、黏膜血流及内源性保护因子(前列腺素)等。抗消化性溃疡药主要通过对抗损害因素，增强保护因素而发挥作用。抗消化性溃疡药根据作用方式分类如下：

1. 抗酸药　氢氧化镁、氢氧化铝、三硅酸镁、碳酸钙等。

2. 抑制胃酸分泌药

(1) H_2受体阻断药：西咪替丁、法莫替丁、雷尼替丁、尼扎替丁、罗沙替丁等。

(2) M 受体阻断药：哌仑西平等。

(3) 胃泌素受体阻断药：丙谷胺等。

(4) 质子泵抑制药：奥美拉唑、兰索拉唑、泮托拉唑等。

3. 增强黏膜保护功能药物　硫糖铝、枸橼酸铋钾、米索前列醇等。

4. 抗幽门螺杆菌药　阿莫西林、甲硝唑等。

一、抗酸药

本类药物均为弱碱性化合物，口服后能中和胃酸，减少胃酸对溃疡面的刺激，降低胃蛋白酶的活性，减轻疼痛。部分抗酸药如氢氧化铝、三硅酸镁中和胃酸时，可形成胶体覆盖在黏膜表面，阻止胃酸的侵蚀。此外，氢氧化铝中和胃酸产生三氯化铝，有收敛作用，利于溃疡面止血，常用复方制剂。常用抗酸药的特性如表 22-1 所示。

表 22-1　常用抗酸药的特性

药物	制酸作用	保护作用	收敛作用	排便	产生 CO_2	碱血症	酸反跳
氢氧化镁	快、强、较短	－	－	轻泻	－	－	－
三硅酸镁	慢、弱、持久	＋	－	轻泻	－	－	－
氢氧化铝	慢、较强、持久	＋	＋	便秘	－	－	－
碳酸钙	较快、强、持久	－	＋	便秘	＋	－	＋
碳酸氢钠	快、强、短	－	－	无影响	＋	＋	＋

＋：有作用；－：无作用

【用药护理】

1. 局部影响　部分抗酸药对排便习惯有影响(见表 22-1)。此外，碳酸钙与碳酸氢钠中和胃酸时可产生 CO_2，引起嗳气、腹胀等，对重症溃疡有诱发穿孔的危险，也可刺激胃泌素分泌引起继发性胃酸分泌过多，所以目前已很少作为抗酸药用于治疗消化性溃疡。

2. 抗酸药剂型以液体剂型最佳，片剂服用时应嚼碎，于餐前半小时或餐后 1 小时和睡前服用。不宜与奶制品、酸性食物及饮料、四环素等药物同服，以免影响吸收。

3. 肾功能不全者不应使用含镁或钙的制剂。

二、胃酸分泌抑制药

(一) H_2受体阻断药

西咪替丁(甲氰咪胍、泰胃美)

【作用和临床应用】

西咪替丁竞争性阻断 H_2受体，有显著抑制胃酸分泌的作用。主要用于消化性溃疡的治疗，可迅速缓解疼痛，能明显促进溃疡愈合。对十二指肠溃疡的疗效优于胃溃疡，但停药后易复发。此外，也可用于胃泌素瘤以及其他病理性胃酸过多症的治疗。

【不良反应与用药监护】

1. 副作用轻，可有头痛、眩晕、乏力、便秘或腹泻、皮疹等。老年人和肝肾功不全者大量应用可出现神经系统症状，如精神错乱、谵妄、幻觉等。大剂量长期应用还具有抗雄激素样作用，引起男性乳房发育及性功能障碍。

2. 抗酸药可影响本药吸收，不应同服。如需联用，两药至少相隔 1 小时。

3. 静脉注射不宜过快，否则可致心律失常和低血压。

4. 本药为肝药酶抑制剂，能抑制华法林、普萘洛尔、地西泮、茶碱、苯妥英钠等药物代谢，增强其作用，若联用剂量宜相应减少。

（二）M_1受体阻断药

哌仑西平

【作用和临床应用】

哌仑西平能选择性阻断胃壁细胞的 M_1受体，减少胃酸及胃蛋白酶原的分泌，主要用于治疗胃及十二指肠溃疡。溃疡愈合率与 H_2受体阻断药相近，但缓解症状不如 H_2受体阻断药迅速。

【不良反应与用药监护】

治疗量抗胆碱作用较弱，副作用轻。但大剂量（$>$150 mg/d）仍可引起阿托品样作用。

（三）胃泌素受体阻断药

丙谷胺

丙谷胺能竞争性阻断胃泌素受体，抑制胃酸及胃蛋白酶的分泌。用于胃及十二指肠溃疡的治疗。但疗效不如 H_2受体阻断药，主要用于初发或无并发症的患者。

丙谷胺不良反应轻，少数患者可有大便干燥或次数增加、腹胀、食欲缺乏等副作用。

（四）胃壁细胞 H^+泵抑制药

奥美拉唑(洛赛克)

【作用和临床应用】

1. 抑制胃酸分泌　奥美拉唑能选择性地与 H^+-K^+-ATP 酶结合，抑制 H^+泵的泌 H^+作用，从而减少胃酸分泌。本类药物是目前最强的胃酸分泌抑制药。

2. 促进溃疡愈合。

3. 抑制幽门螺杆菌　奥美拉唑适用于胃及十二指肠溃疡、反流性食管炎、上消化道出血、卓-艾综合征，作用强、显效快、复发率低。

【不良反应与用药监护】

不良反应轻，有头痛、头昏、失眠、外周神经炎等神经系统反应，故用药期间不宜驾驶或高空作业。也可有腹泻、恶心、腹痛等，偶有血清转氨酶升高。对本药过敏、严重肾功不全患者及婴幼儿禁用。

三、黏膜保护药

枸橼酸铋钾

【作用和临床应用】

本药在酸性条件下形成保护膜，可阻止胃酸、胃蛋白酶对溃疡面的刺激，并能与胃蛋白酶结合使其活性降低。此外，还能促进内源性前列腺素释放，改善黏膜血流量；促进胃黏液分泌及杀灭幽门螺杆菌。可应用于治疗胃及十二指肠溃疡、慢性胃炎等。

【不良反应与用药监护】

1. 用药后可使舌、粪染成黑色。用药前应告诉患者，以免患者误认为溃疡出血。

2. 避免用含碳酸的饮料送服。服药前后半小时不宜饮用牛奶、服用抗酸药及其他碱性药物。

3. 不宜长期服用，以免血铋升高。

硫糖铝

硫糖铝又名胃溃宁。本药在胃液中能形成胶体，黏附于胃十二指肠黏膜表面，并能与胃黏膜表层的蛋白质络合而形成保护膜，覆盖溃疡面，从而阻止胃酸、胃蛋白酶、胆汁的刺激。此外，还有抑制胃蛋白酶的活性，增强黏液屏障作用，诱导溃疡区表皮生长因子聚集及抗幽门螺杆菌作用。常用于治疗胃及十二指肠溃疡。

不良反应有轻度口干、恶心、胃痛、便秘等。长期大量应用可引起低磷血症，可能出现骨软化。用药期间应监测血清铝浓度。因本药在酸性条件下有效，故不宜与抗酸药同服。

米索前列醇

米索前列醇又名喜克溃。本药可促进胃黏液及 HCO_3^- 盐分泌，增强黏液屏障作用；又能增加胃黏膜血流量，具有强大的胃黏膜保护功能。此外，还能通过激动前列腺素受体而抑制胃酸分泌。临床用于治疗胃及十二指肠溃疡。

不良反应常见胃肠道反应，主要表现为腹泻。因对妊娠子宫有收缩作用，可引起流产，故孕妇禁用。对前列腺素过敏者禁用。

四、抗幽门螺杆菌药

临床常用的抗幽门螺杆菌药物分为两类：

一类为抗溃疡病药，如铋制剂、H^+-K^+-ATP 酶抑制药、硫糖铝等，作用较弱，单用疗效较差。

另一类为抗菌药，有阿莫西林、克拉霉素、庆大霉素、甲硝唑、呋喃唑酮等。常选择2～3种药物联合应用。

第二节　泻药与止泻药

一、泻药

1. 分类

泻药是一类可促进肠内容物排出的药物。按其作用方式可分为：

(1)容积性泻药：硫酸镁、硫酸钠、乳果糖、食物性纤维素等。

(2)接触性泻药：酚酞、比沙可啶、大黄、番泻叶等。

(3)润滑性泻药：液态石蜡、甘油等。

2. 泻药应用注意事项

(1)注重便秘的病因治疗：劝导习惯性便秘者养成定时排便习惯，多吃富含纤维素的食物如蔬菜、水果、粗粮等，增加运动量，适当摄入液体。

(2)避免滥用及长期服用泻药：长期服用泻药会影响营养物质的吸收，引起过度腹泻以致水、电解质丢失。经常服用泻药对肠壁产生经常性刺激，也会进一步引起结肠痉挛性便秘。

(3)注意用药禁忌证：诊断未明的腹痛患者、炎症性肠道疾病或肠梗阻均禁用泻药。孕妇与经期妇女禁用剧泻药。哺乳妇应注意药物是否经乳汁分泌影响婴儿。肾功能障碍者慎用含钾或镁的泻药。

(4)根据泻药特点合理用药：中枢抑制药中毒宜用硫酸钠(无中枢抑制作用)导泻，服用某些驱虫药后宜用硫酸镁，排便不宜用力者及偶发性急性便秘可选用润滑性泻药。

(一)容积性泻药

硫酸镁(泻盐)

【作用及临床应用】

1. 口服

(1)导泻作用：用于外科术前或结肠镜检查前排空肠内容物。辅助排除肠内毒物及应用驱虫药后以加速虫体排除。

(2)利胆作用：用于慢性胆囊炎、阻塞性黄疸等。

2. 注射

(1)抗惊厥作用:用于破伤风和子痫所致的惊厥。

(2)降压作用:用于治疗高血压危象、高血压脑病及妊娠高血压综合征。

3. 外用 50%的硫酸镁溶液于患处湿敷,消肿止痛。

【不良反应及用药监护】

1. 口服过量可致呕吐、口渴感、腹痛、腹泻及干扰小肠吸收功能。肾功能不全者慎用,以避免 Mg^{2+} 经肠壁吸收在体内蓄积中毒。

2. 导泻同时因刺激性可致盆腔充血,月经期妇女、孕妇禁用。

3. 中枢抑制药中毒不宜用硫酸镁导泻,以免加重中枢抑制。

4. 注射硫酸镁过量可致中毒,表现为膝反射消失、呼吸抑制、血压下降等,因此静脉滴注时以5%葡萄糖注射液将硫酸镁稀释成1%浓度进行滴注,静脉用药期间应监测患者膝反射、血压及脉搏等,一旦发生中毒,应立即停药,缓慢静注钙盐解救。

(二)接触性泻药

酚酞(果导)

酚酞作用缓慢、温和,适用于慢性便秘。可使碱性尿和粪便呈红色。偶有过敏反应及出血倾向,婴儿禁用。

(三)润滑性泻药

液状石蜡

液状石蜡用于儿童及年老、体弱者便秘,也可用于腹部及肛门术后、痔、疝及高血压等患者便秘。久用妨碍脂溶性维生素及钙、磷的吸收。

甘油

常用其栓剂或50%甘油溶液(即开塞露),塞入或注入肛门,适用于轻度便秘,尤其适合小儿及老人。

二、止泻药

止泻药为腹泻的对症治疗药物。常用药物:

1. 肠蠕动抑制药 地芬诺酯(苯乙哌啶)、洛哌丁胺等。

2. 收敛吸附药 鞣酸蛋白、碱式碳酸铋、药用炭、蒙脱石散等。

(一)肠蠕动抑制药

本类药物通过增强平滑肌张力,减弱肠蠕动,并使幽门、回盲瓣、肛门括约肌发生痉挛性收缩,可延长内容物在胃肠道停留时间,使水分被充分吸收,粪便干燥而止泻;也能抑制大脑皮层,减弱便意反射。

地芬诺酯

地芬诺酯适用于急、慢性功能性腹泻。大剂量长期应用有成瘾性，偶有恶心、呕吐、嗜睡等不良反应。

洛哌丁胺

洛哌丁胺的止泻作用快、强、久，适用于急、慢性腹泻。不良反应少，但剂量过大对中枢有抑制作用，幼儿更敏感，禁用。

（二）收敛吸附药

鞣酸蛋白

鞣酸蛋白口服后在肠道释放鞣酸，使肠黏膜表面蛋白凝固，形成保护膜，从而减轻刺激，并减少炎性渗出，发挥止泻作用。适用于各种腹泻。

药用炭

药用炭又称活性炭。为不溶性粉末，颗粒小、表面积大、吸附力强，在肠内可吸附大量细菌、气体、毒素等，可减少刺激性肠蠕动发挥止泻作用。可用于腹泻、胃肠胀气及食物中毒。不宜与消化酶和维生素同服。

蒙脱石散

蒙脱石散具有吸附、固定细菌和病毒等多种病原体的作用，且能均匀覆盖在肠黏膜表面，可保护并减轻刺激因子对肠黏膜的作用。适用于急慢性腹泻，对小儿疗效尤佳。偶见便秘。如与其他药物合用，与本药需间隔一段时间，否则影响其他药物吸收。

第三节　止吐药及胃肠促动力药

止吐药是通过抑制呕吐反射的不同环节而制止呕吐的药物。参与调节呕吐反射的受体有多巴胺受体、5-HT_3受体、M_1受体、组胺 H_1受体等，阻断这些受体可产生止吐作用。

甲氧氯普胺

甲氧氯普胺又名胃复安、灭吐灵。本药能阻断延脑催吐化学感受区的多巴胺受体，较大剂量也可阻断 5-HT_3受体而产生镇吐作用。同时又可阻断胃肠道的多巴胺受体而增强胃及小肠蠕动，加速胃排空。适用于各种原因引起的呕吐、顽固性呃逆、胃肠功能失调所致的食欲缺乏、消化不良及胃胀气等。

不良反应有便秘、困倦、嗜睡等；大剂量或长期应用可致锥体外系反应；注射给药可引起直立性低血压。

多潘立酮

多潘立酮又名吗丁啉。本药能阻断胃肠道的多巴胺受体，促进胃肠蠕动，加速胃排空，防止食物反流而止吐。临床用于胃肠排空缓慢所致的消化不良、胃肠胀气，也可用于各种原因引起的恶心、呕吐以及反流性食管炎、胆汁反流性胃炎等。不良反应较少，偶有头痛、眩晕等。婴儿及孕妇慎用。

西沙必利

西沙必利又名普瑞博思。本药能促进肠壁肌间神经丛节后乙酰胆碱的释放，促进食管、胃、小肠及大肠的蠕动并协调胃肠运动，从而防止食物反流。临床用于治疗胃肠运动减弱、胃肠反流性疾病等。不良反应可能有暂时性肠痉挛及腹泻。

昂丹司琼

本药能选择性阻断中枢及迷走神经传入纤维的 5-HT_3受体，产生止吐作用。主要用于肿瘤放疗与化疗引起的恶心、呕吐，对晕动病呕吐无效。常见副作用有头痛、乏力、腹泻或便秘等。

思考题

一、选择题

1. 下列药物中具有收敛和保护溃疡面作用的抗酸药是　（　）

   A. 碳酸氢钠　B. 氢氧化铝　C. 三硅酸镁
   D. 氢氧化镁　E. 碳酸钙

2. 抑制 H^+-K^+-ATP 酶而减少胃酸分泌的药物是　（　）

   A. 西咪替丁　B. 奥美拉唑　C. 丙谷胺
   D. 哌仑西平　E. 硫糖铝

3. 能竞争性阻断 H_2受体抑制胃酸分泌的药物是　（　）

   A. 西咪替丁　B. 奥美拉唑　C. 丙谷胺
   D. 哌仑西平　E. 硫糖铝

4. 口服中枢抑制药过量中毒宜选用的导泻药是　（　）

   A. 酚酞　B. 硫酸镁　C. 硫酸钠
   D. 甘油　E. 液态石蜡

5. 硫酸镁注射给药可产生的药理作用是　（　）

   A. 导泻　B. 利胆　C. 抗惊厥
   D. 消炎　E. 止吐

6. 选择性阻断外周多巴胺受体发挥止吐效果的胃动力型药物是（　　）
A. 氯丙嗪　　B. 东莨菪碱　　C. 多潘立酮
D. 昂丹司琼　　E. 甲氧氯普胺

7. 有助于维护和修复小儿肠道黏膜屏障功能的药物是（　　）
A. 青霉素　　B. 小檗碱　　C. 制霉菌素
D. 蒙脱石散　　E. 双歧杆菌

二、分析题与问答题

1. 王某，女，30 岁，妊娠 33 周，从未做过产前检查，2 小时前因头痛、恶心并四肢肌肉抽搐、惊厥入院就诊。入院后再次抽搐，持续 2 分钟后缓解。查体：BP 160/120 mmHg，面部水肿，尿蛋白（＋＋＋）。诊断：妊娠高血压综合征，子痫。分析：(1)子痫发作选用何药控制？(2)其使用方法和用药注意事项是什么？

2. 患者，男，37 岁，工人。上腹疼痛反复发作 3 年余，每于冬季疼痛加剧为钝痛，有时发胀，餐后 1 小时即发生上腹痛。下次餐前可自行消退，经常反酸嗳气、畏食，医院诊断为“消化道溃疡”。分析：消化性溃疡可应用哪些药物治疗？用药护理注意事项有哪些？

第二十三章　作用于血液及造血系统药物的用药护理

第一节　影响凝血过程的药物

人体内的凝血系统和抗凝血系统保持动态平衡，才能维持血液在血管内正常的循环流动。若平衡破坏，人体就会产生血栓、栓塞、出血性疾病等。抗凝血药、抗血小板药及止血药可对上述疾病或病理状态进行防治。

一、止血药

止血过程包括血管因素、血小板因素、凝血因素三要素，止血药是通过作用于这三要素发挥止血作用的，因此止血药按作用环节可分为：

1. 促进凝血因子的药物　维生素K、凝血酶。

2. 抗纤维蛋白溶解药　氨甲环酸（止血环酸）、氨甲苯酸（止血芳酸、对羧基苄胺）、氨基己酸。

3. 促进血小板功能的药物　酚磺乙胺（止血敏）。

4. 影响血管的药物　垂体后叶素、卡巴克洛（安特诺新、肾上腺色腙、安络血）等。

（一）促进凝血因子的药物

维生素K

维生素K有天然和人工合成四种形式。天然形式的维生素K_1、维生素K_2为脂溶性的，需要胆汁协助吸收，维生素K_1来源于自然界中番茄、菠菜等蔬菜，维生素K_2可由人体肠道细菌如大肠杆菌合成。人工合成的维生素K_3、维生素K_4为水溶性的，不需要胆汁协助即可吸收。

【作用和临床应用】

维生素K作为辅酶在肝内参与凝血因子Ⅱ、Ⅶ、Ⅸ、Ⅹ的合成。

本药主要用于维生素K缺乏引起的出血，如维生素K缺乏及合成障碍、凝血酶原过低引起的出血（肝胆疾病患者出血；早产儿、新生儿出血；长期大量应用广谱抗生素时引起的维生素K缺乏症以及香豆素类和水杨酸类药物导致的出血）。

【不良反应及用药监护】

1. 维生素K_1静脉注射速度过快，可产生面部潮红、出汗、胸闷、血压突降或休克，所以临床多采用肌内注射。此外，本品对光敏感，滴注时应避光，慢滴，滴速不超过1 mg/min，并监护患者血压、脉搏。

2. 口服维生素K_3、维生素K_4易引起恶心、呕吐，宜饭后服用。

3. 较大剂量维生素K_3、维生素K_4可致新生儿溶血性贫血、高胆红素血症及黄疸等。对缺乏葡萄糖-6-磷酸脱氢酶的特异质者也可诱发急性溶血性贫血。

4. 维生素K过量可诱发血栓栓塞并发症，可口服香豆素类解救。应定期测定凝血酶原时间，严防过量。

5. 本品注射剂为以水为溶剂的胶体溶液，如有油滴析出或分层则不可使用。

凝血酶

【作用和临床应用】

凝血酶是从猪、牛血中提取精制而成的无菌制剂，直接作用于血液中的纤维蛋白原，使其转变为纤维蛋白，发挥止血作用。

凝血酶适用于微血管出血及实质性脏器出血的止血，也可用于创面、口腔、泌尿道及消化道等部位的止血。

【不良反应及用药监护】

1. 本药严禁静脉、肌内及皮下注射，否则可致血栓、局部组织坏死。

2. 本药可见过敏反应，应停药，给予抗过敏处理。

3. 本药遇酸、碱、热、重金属盐类易失效，溶解状态下很快失去活性，应临用时现配。

（二）抗纤维蛋白溶解药

氨甲苯酸

氨甲苯酸又名对羧基苄胺、止血芳酸。

【作用和临床应用】

氨甲苯酸能竞争性抑制纤溶酶原激活因子，使纤溶酶原不能转变为纤溶酶，从而抑制纤维蛋白的溶解，产生止血效果。

本药主要用于纤溶亢进性出血，如肺、肝、子宫、卵巢、前列腺、甲状腺等手术后出血和产后出血。

【不良反应及用药监护】

1. 过量可能发生血栓形成，甚至诱发心肌梗死。用药后要注意观察患者反应，有血栓形成倾向者禁用。

2. 静脉给药速度宜慢，以防发生低血压、心动过缓及其他心律失常。

3. 本药能抑制尿激酶，可致血凝块形成阻塞尿路。

（三）促进血小板生成药

酚磺乙胺（止血敏）

酚磺乙胺能促进血小板生成并增强血小板功能。用于手术前后预防出血以及治疗消化道、肺、脑、血小板减少性紫癜等。

（四）作用于血管的药物

垂体后叶素

【作用和临床应用】

本药内含缩宫素和加压素，能使血管收缩及子宫收缩。用于治疗肺咯血、肝硬化门静脉高压引起的上消化道出血、产后大出血，也可用于尿崩症的治疗。

【不良反应及用药监护】

1. 高血压、冠心病、妊娠高血压综合征及肺源性心脏病患者禁用。

2. 偶见过敏反应，可出现面色苍白、心悸、出汗、胸闷、腹痛等，若发生应立即停药，给予抗过敏处理。

二、抗凝血药和溶栓药

本类药物的作用机制是通过抑制凝血过程或促进纤溶过程中的不同环节，而阻止血栓形成或使已形成的血栓溶解。

1. 抑制凝血过程的药物　肝素、低分子肝素钠（达肝素钠、法安明、克赛、速碧林）、香豆素类、枸橼酸钠等。

2. 促进纤溶过程的药物　链激酶、尿激酶、组织型纤溶酶原激活剂（t-PA）、阿尼普酶、葡激酶等。

（一）抗凝血药

肝素

肝素多从动物的肺、肝、肠黏膜中提取，是一种带大量负电荷的黏多糖硫酸酯，具强酸性。口服不被吸收，常静脉给药。

【作用和临床应用】

肝素主要通过激活抗凝血酶Ⅲ（ATⅢ），ATⅢ与Ⅱa、Ⅻa、Ⅺa、Ⅸa、Ⅹa等凝血因子结合使之失去活性，从而发挥抗凝血作用；此外，也有抗血小板作用。其抗凝作用迅速、强大，体内外均有效，但对已形成的血栓无溶解作用。

肝素主要用于防治血栓栓塞性疾病如静脉血栓形成、心肌梗死、肺栓塞等，也可用于弥散性血管内凝血（DIC）早期；此外，体外循环、血液透析、心导管检查等也用肝素抗凝。

【不良反应及用药监护】

1. 过量可致自发性出血，表现为各种黏膜出血、关节腔积血等。应用肝素期间要定期测凝血时间、凝血酶原时间、血小板，并观察皮肤黏膜有无出血及尿、便的颜色，发现自发性出血应立即停药，并给予鱼精蛋白对抗。1 mg 鱼精蛋白可中和 100 U 肝素，每次剂量不应超过 50 mg。凝血时间超过 30 分钟或凝血酶原时间超过 100 秒均表明用药过量。

2. 偶有过敏反应如皮疹、发热、哮喘等。长期应用可引起骨质疏松和自发性骨折。

3. 对肝素过敏、有出血倾向、消化性溃疡、严重高血压、肝肾功能不全者禁用。

香豆素类

口服抗凝药的常用药物有双香豆素、华法林（苄丙酮香豆素）、醋硝香豆素（新抗凝）。

【作用和临床应用】

本类药物通过竞争性拮抗维生素 K 在肝脏参与凝血因子Ⅱ、Ⅶ、Ⅸ、Ⅹ的合成，而发挥抗凝作用，对已形成的凝血因子无效。起效慢、维持时间长。体外无抗凝作用。

临床上常口服用于防治血栓栓塞性疾病。

【不良反应及用药监护】

1. 用量过大易致自发性出血，如牙龈出血、血尿、消化道出血等，甚至脑出血。用药期间要定期查凝血酶原时间，一般控制在 18～24 秒（正常为 12 秒）较好，并据此调整用量。一旦引起出血，应立即停药，并缓慢静脉注射维生素 K，必要时输新鲜血。

2. 华法林可通过胎盘致畸胎，孕妇禁用。余禁忌证同肝素。

枸橼酸钠

枸橼酸钠又名柠檬酸钠。分子中的枸橼酸根与血中钙离子结合形成难离解的络合物，从而减少血中的游离钙，阻止血液凝固。体内无抗凝作用，临床仅用于体外血液保存。大量输血或输血速度过快，可引起低钙性抽搐、血压骤降等，应立即静脉注射适量的钙盐解救。

（二）溶栓药

链激酶（溶栓酶）

【作用和临床应用】

该药能使纤溶酶原激活因子前体物转变成激活因子，从而激活纤溶系统，产生溶解血栓作用。适用于急性血栓栓塞性疾病。对于形成已久的血栓无溶解作用。

【不良反应及用药监护】

1. 主要不良反应是出血，出现大量咯血或消化道大出血应立即停药，并给予氨甲苯酸、氨甲环酸等药或输新鲜血。用药期间须定期做凝血时间和凝血酶原时间测定。

2. 少数患者出现过敏反应，表现为荨麻疹、皮疹、药热等，若发生应停药给予抗过敏处理。用药前半小时肌内注射异丙嗪 25 mg 或静脉滴注少量地塞米松（2.5～5 mg）以防止发生。

3. 本药不可肌内注射，否则可致血肿。本药不用酸性液体稀释，为避免药效降低，应在使用时现配。

4. 出血性疾病、严重高血压、活动性溃疡、新近外伤手术和严重肝病患者禁用。

组织型纤溶酶原激活剂（t-PA）

该药能选择性地激活与纤维蛋白结合的纤溶酶原，对循环血液中的纤溶酶原激活作用弱，因此一般不引起出血并发症。主要用于治疗急性心肌梗死、肺栓塞和脑栓塞，使阻塞血管再通率比链激酶高。

三、抗血小板药

抗血小板药又称血小板抑制药，指具有抑制血小板黏附、聚集、释放，阻抑血栓形成等功能的药物。

阿司匹林

小剂量阿司匹林通过抑制血小板环氧化酶从而抑制血栓素 A_2 的生成，达到抗血小板聚集的目的。用于防治心绞痛及预防心肌梗死。不良反应详见“解热镇痛抗炎药”部分。

氯吡格雷

氯吡格雷又名波立维、泰嘉。

【作用和临床应用】

本药通过与血小板表面腺苷酸环化酶耦联的 ADP 受体结合，从而抑制 ADP 诱导的血小板黏附聚集功能。

临床上主要用于防治心绞痛，也用于防治心肌梗死、缺血性脑卒中和血栓栓塞所致的并发症。目前对拟行心脏介入治疗，且无高危出血因素者，应使用氯吡格雷至少 6 个月，最好 1 年以上。

【不良反应及用药监护】

1. 出血反应　表现为瘀血、血肿、黏膜出血、消化道出血、血尿等，甚至颅内出血。用药期间应观察出血倾向，如皮肤黏膜出血症状、尿色、大便性状等，注意神志、神经系统体征。若患者择期手术，且无抗血小板治疗，可在术前一周停用该药。

2. 血液系统　罕见严重粒细胞减少和血小板减少、再生障碍性贫血。观察患者有无发热等感染征象，定期测白细胞、血小板、出血时间。

3. 胃肠道反应　腹痛、腹泻、消化不良等。消化性溃疡患者禁用或慎用。

第二节　抗贫血药

循环血液中红细胞和血红蛋白量低于正常称为贫血。根据病因及发病机制的不同分为缺铁性贫血、巨幼红细胞性贫血、再生障碍性贫血等。本节主要介绍缺铁性贫血和巨幼红细胞性贫血的用药。

铁制剂

人体需要的铁来源于食物，含铁丰富的食物有肉类、肝、蛋类、豆类等，乳类含铁低，婴儿喂牛奶应注意搭配副食。常用的铁制剂有硫酸亚铁、琥珀酸亚铁（速力菲）、枸橼酸铁铵、富马酸亚铁、右旋糖酐铁等。

【作用及临床应用】

铁是合成血红蛋白、肌红蛋白和某些酶的必不可少的原料。铁制剂用于缺铁性的贫血，如长期慢性失血、机体需要量增加而补充不足等。

【不良反应及用药护理】

1. 胃肠道反应　易引起恶心、呕吐等，为减轻胃肠反应，患者服用铁剂宜从小量开始，餐后半小时服用。

2. 因铁剂可与刺激肠蠕动的物质硫化氢结合形成硫化铁，可致便秘、大便黑色。应向患者说明，以消除顾虑。

3. 急性中毒　小儿误食1 g以上即可引起，表现为胃肠刺激及坏死症状，出现肠绞痛、血性腹泻，重者可致休克、昏迷死亡。解救措施为催吐洗胃，洗胃用1%碳酸氢钠溶液，可以特殊解毒药去铁胺注入胃内以结合残存的铁。

4. 影响铁吸收的因素　抗酸药、多钙、高磷酸盐食物、茶叶或某些含鞣酸的植物、四环素类抗生素等可减少铁吸收；胃酸、维生素C、果糖等可促进铁吸收。

5. 用药期间需定期检查血红蛋白，观察疗效，以免过量中毒。

6. 枸橼酸铁铵液体制剂应用无毒吸管服用，以免染蚀牙齿，服药后应立即漱口。

7. 右旋糖酐铁肌内注射有时会发生局部肿痛、硬结，应及时给予理疗、热敷。

叶酸

叶酸是B族维生素的一种，广泛存在于动植物中，肝、肾、绿叶蔬菜、酵母中含量较多。

【作用及临床应用】

叶酸在体内转变为四氢叶酸，参与氨基酸和核酸的合成。

临床上用于治疗营养性、婴儿期、妊娠期巨幼红细胞性贫血（直接补充叶酸）。长期应用叶酸对抗剂，如甲氨蝶呤、乙胺嘧啶、甲氧苄啶等引起的巨幼红细胞性贫血，应用叶酸无效，需用亚叶酸钙（甲酰四氢叶酸钙）治疗（需要补充四氢叶酸）。

【不良反应及用药监护】

叶酸多无不良反应，偶见过敏反应，长期服用可出现畏食、恶心、腹胀等。本品不宜采用静脉注射。

维生素B_{12}

维生素B_{12}是一种含钴的维生素，动物肝、肾、心、肌肉等组织及蛋、乳等含量丰富。但食物中的维生素B_{12}必须与胃壁细胞分泌的内因子结合才能在回肠远端被吸收。胃黏膜萎缩致内因子缺乏可引起肠道吸收维生素B_{12}障碍，导致恶性贫血，此时应注射给药。

【作用及临床应用】

维生素 B_{12} 能促进叶酸循环再利用，影响神经髓鞘磷脂合成。

临床上用于恶性贫血、巨幼红细胞性贫血、神经系统疾病的辅助治疗。

【不良反应及用药护理】

1. 偶见过敏反应，甚至过敏性休克，一旦发生应立即停药，并给予抗过敏治疗。

2. 维生素 B_{12} 可促进 K^+ 进入细胞内，低血钾及使用强心苷者应注意及时补钾。

3. 口服给药，嘱患者饭后服用，因食物可促进内因子分泌而增加其吸收。

第三节　促白细胞增生药

促白细胞增生药是治疗各种原因所致的白细胞减少（末梢血中白细胞低于 $4\times10^9/L$）、粒细胞缺乏（末梢血粒细胞低于 $1.5\times10^9/L$）的药物。常用药物有维生素 B_4、沙格司亭（重组人粒细胞巨噬细胞集落刺激因子、生白能）、非格司亭（重组人粒细胞集落刺激因子、促白细胞生成素、惠尔血、吉粒芬）、鲨肝醇等。

维生素 B_4

本药为核酸的前体物质，参与 DNA 与 RNA 的合成，促进白细胞增生。用于治疗各种原因特别是肿瘤化疗、放疗所致白细胞减少。不良反应少见。

沙格司亭

沙格司亭对骨髓有广泛作用，能刺激粒细胞、单核细胞和 T 细胞增殖、分化和成熟，并能间接促进红细胞增生。可用于治疗骨髓造血功能损害、肿瘤放疗化疗、再生障碍性贫血及药物引起的白细胞减少。

用药者可出现发热、皮疹、肌痛、骨痛、腹泻等不良反应，严重者可有心包炎、心力衰竭、呼吸困难等。本药不能与抗肿瘤药同时使用，停止化疗后 1 日才能使用。用药期间定期检查血象。

第四节　血容量扩充剂、盐类和酸、碱平衡调节药

一、血容量扩充剂

血容量扩充药是一类高分子化合物，能提高血浆胶体渗透压，迅速扩充血

容量。主要治疗低血容量性休克。常用有羟乙基淀粉(706代血浆)、右旋糖酐。

右旋糖酐

常用的有中分子右旋糖酐(右旋糖酐70)、低分子右旋糖酐(右旋糖酐40)、小分子右旋糖酐(右旋糖酐10)。

【作用和临床应用】

1. 扩充血容量　用于治疗低血容量性休克。

2. 改善微循环　用于治疗休克。

3. 抗凝血　防止休克后期发生弥散性血管内凝血。

4. 渗透性利尿　防止急性肾衰竭。

【不良反应及用药监护】

1. 过敏反应　少数人可出现皮肤瘙痒、荨麻疹或哮喘,甚至过敏性休克。如患者出现面色苍白、胸闷、血压下降等,应立即停药,并给予抗过敏治疗。静脉滴注要缓慢。

2. 用量过大可致凝血障碍和出血,如黏膜出血、血尿及创面出血,可用抗纤维蛋白溶解药(氨甲苯酸、氨甲环酸)对抗,每日用量不宜超过1500 mL。

3. 充血性心力衰竭及有出血性疾病者禁用。

二、盐类

氯化钠

氯化钠主要用于防治艾迪生病,大量出汗、腹泻、呕吐等造成的组织脱水,或术后禁食、不能进食及大量失血等。0.9%注射液可用于局部冲洗,或作为注射药物的溶媒。3%～5%的氯化钠溶液可用于局部湿敷,以减轻伤口水肿。

氯化钠溶液输注或口服过多、过快可致水钠潴留,引起水肿、血压升高、心率加快,甚至心衰、肺水肿。应注意监测血电解质、血气分析结果及患者心、肺、肾功能。

氯化钾

【临床应用】

氯化钾用于防治低钾血症和强心苷中毒引起的心律失常。用药注意事项参考外科补钾原则。

【不良反应及用药监护】

1. 口服氯化钾片不可含化、咀嚼或干咽,否则可引起口腔、食道黏膜损伤。空腹服用有胃肠道反应,宜饭后服用或与饭同食。

2. 严禁静脉推注钾盐;严格按医嘱补钾,静脉补钾注意事项:①少尿、无尿时严禁补钾；②注意滴速，不宜超过60～80滴/分；③浓度一般不超过0.2%～0.4%；④总量一般不超过6～8g/d。

3. 静脉滴注时易刺激血管，一旦外渗可致局部组织坏死。应先冰敷或局部封闭，好转后再热敷。用药期间监测血电解质、心电图、血气分析结果。

三、酸碱平衡调节药

1. 纠正酸中毒的药物　碳酸氢钠、乳酸钠、氨丁三醇（三羟甲氨基甲烷、THAM）。

2. 纠正碱中毒的药物　氯化铵（见“作用于呼吸系统药物的用药护理”部分）。

碳酸氢钠

碳酸氢钠为纠正代谢性酸中毒首选药，可用于巴比妥类中毒时碱化尿液加速排泄，防止磺胺类药物在泌尿道析出结晶等；能降低血钾，用于治疗高血钾症。应监测血气分析、血电解质、肾功、血压、心肺功能等。

思考题

一、选择题

1. 下列出血应用维生素K无效的是　（　）
   A. 早产儿新生儿出血　B. 阻塞性黄疸出血
   C. 阿司匹林过量出血　D. 肝素过量所致出血
   E. 长期应用广谱抗生素所致出血

2. 纤溶系统亢进所致出血宜选用　（　）
   A. 维生素K　B. 华法林　C. 氨甲苯酸
   D. 垂体后叶素　E. 酚磺乙胺

3. 体内外均有抗凝作用的药物是　（　）
   A. 维生素K　B. 华法林　C. 肝素
   D. 枸橼酸钠　E. 链激酶

4. 肝素过量所致的自发性出血宜选用的对抗药物是　（　）
   A. 维生素K　B. 鱼精蛋白　C. 氨甲苯酸
   D. 垂体后叶素　E. 凝血酶

5. 患者因输入加枸橼酸钠的库存血过多出现肌肉痉挛，宜选用的药物是　（　）
   A. 维生素K　B. 鱼精蛋白　C. 氨甲苯酸
   D. 钙剂　E. 凝血酶

6. 由叶酸对抗剂引起的巨幼红细胞性贫血宜选用（　　）

A. 硫酸亚铁　B. 叶酸　C. 甲酰四氢叶酸

D. 维生素 B_{12}　E. 维生素 B_6

7. 恶性贫血宜选用（　　）

A. 硫酸亚铁　B. 叶酸　C. 甲酰四氢叶酸

D. 维生素 B_{12}　E. 维生素 B_6

8. 感染性休克时为防 DIC 的发生宜选用（　　）

A. 5%的碳酸氢钠　B. 低分子右旋糖酐　C. 高渗葡萄糖溶液

D. 生理盐水　E. 以上都不是

9. 香豆素类过量所致出血宜选用（　　）

A. 维生素 K　B. 鱼精蛋白　C. 氨甲苯酸

D. 垂体后叶素　E. 凝血酶

10. 下列可促进铁剂吸收的是（　　）

A. 维生素 A　B. 维生素 B　C. 维生素 C

D. 维生素 D　E. 维生素 E

11. 500 mL 液体中加入 10% KCl，一般不超过（　　）

A. 1 g　B. 2 g　C. 3 g

D. 4 g　E. 5 g

二、分析题

患者，男，41 岁，溃疡病史 10 余年，期间经药物治疗后，症状时重时轻，两天来上腹疼加剧，感恶心，并排出黑色大便一次。1 小时前大呕血 500 mL 左右，其内含有食物残渣及咖啡渣样物，伴心慌、头晕。既往：体健。检查：T 37.4 ℃，R 20 次/分，P 100 次/分，BP 100/60 mmHg，神清，急性病容，面色苍白，头颈(－)，心率 100 次/分，律齐，未闻及杂音，双肺(－)，腹部平坦，尚软。上腹剑突下有局限性压痛，肝脾未触及，叩诊无移动性浊音，肠鸣音亢进。化验：血常规 Hb 90 g/L，RBC 3.5×10^{12}/L，WBC 10×10^{9}/L，出凝血时间正常，肝功能正常。分析：该患者发生了何种类型贫血？应用什么药物治疗？用药注意事项有哪些？

第二十四章　抗过敏药物的用药护理

抗过敏药物主要是指用于控制速发型变态反应的药物。临床常用药物主要有抗组胺药、过敏介质阻释剂、免疫抑制剂、糖皮质激素及钙剂等。本章主要介绍抗组胺药及钙剂，其他药物见相关章节。

知识拓展

表 24-1　　变态反应分类及常见临床疾病

类型	反应成分	靶部位	常见临床疾病
Ⅰ(速发型)	IgE、IgG	呼吸道、皮肤、胃肠道	支气管哮喘、过敏性鼻炎、药物过敏症、食物过敏症
Ⅱ(细胞毒型)	IgM、IgG	红细胞、白细胞、血小板	溶血性贫血、输血反应、粒细胞减少症、血小板减少性紫癜、肺肾综合征
Ⅲ(免疫复合物型)	IgG	细胞核、肾、关节、血管	SLE、慢性肾小球肾炎、类风湿性关节炎、脉管炎
Ⅳ(迟发型)	T	皮肤、肾、中枢神经系统、甲状腺	接触性皮炎、结核病、甲状腺炎、移植排斥反应、变态反应性脑脊髓膜炎

第一节　组胺和抗组胺药

一、组胺

组胺是一类广泛存在于动植物体内的自体活性物质，哺乳动物以心脏、皮肤、肠黏膜、肺脏含量较高。组胺在体内主要以结合型（无活性）储存在肥大细胞和嗜碱性粒细胞的颗粒中，当发生组织损伤、炎症、变态反应及神经刺激时，肥大细胞及嗜碱性粒细胞则发生脱颗粒而释放组胺。释放出来的组胺激动靶细胞上的组胺受体，产生多种生理及病理效应。目前发现组胺受体有 H_1、H_2 和 H_3 三种亚型受体，各亚型受体功能如表 24-2 所示。

表 24-2　组胺受体分布及其效应

受体类型	特异激动药	阻断药	组织	效应
H_1	2-甲基组胺	苯海拉明、异丙嗪、氯苯那敏等	支气管平滑肌	收缩
			胃肠道平滑肌	收缩
			子宫平滑肌	收缩
			皮肤血管	扩张、通透性增强
			冠状血管	扩张
			心房肌	收缩增强
			房室结	传导减慢
H_2	甲双咪胍	西咪替丁、雷尼替丁等	胃壁细胞	分泌增多
			血管	扩张
			心室肌	收缩加强
			窦房结	心率加快
H_3	α-甲基组胺	硫丙咪胺	中枢及外周神经末梢	负反馈性调节组胺合成与释放

二、抗组胺药

抗组胺药是指能竞争性拮抗组胺作用的药物。根据其对组胺受体的选择性可分为 H_1、H_2 和 H_3 受体阻断药，而用于治疗过敏性疾病的药物主要是 H_1 受体阻断药。

H_1受体阻断药

目前已有50多种H_1受体阻断药供临床应用，常用的有第一代中的苯海拉明、异丙嗪、氯苯那敏和第二代中的氯雷他定、西替利嗪、赛庚啶、阿司咪唑及特非那定等。

【作用】

1. 抗H_1受体作用　本类药物能竞争性地阻断H_1受体，完全对抗组胺的收缩支气管及胃肠道平滑肌作用；对组胺所致毛细血管通透性增强的抑制作用较强，但仅能部分对抗其血管扩张和血压下降的作用；对组胺所致的胃酸分泌增多无效。

2. 中枢抑制作用　本类药物多数可透过血-脑屏障，产生不同程度的中枢抑制作用，引起镇静、催眠。但各药的中枢抑制程度不同，其中异丙嗪和苯海拉明最强，而第二代几乎无中枢抑制作用。

3. 防晕止呕作用　部分H_1受体阻断药具有中枢性抗胆碱作用，产生镇吐、抗晕动效应。

常用H_1受体阻断药的作用特点如表24-3所示。

表24-3　常用H_1受体阻断药的作用特点

药物	抗组胺	中枢抑制	防晕止吐	维持时间(h)
苯海拉明	＋＋	＋＋＋	＋＋	4～6
异丙嗪	＋＋	＋＋＋	＋＋	6～12
氯苯那敏	＋＋＋	＋	－	4～6
西替利嗪	＋＋＋	＋	－	7～10
赛庚啶	＋＋＋	＋	－	8
阿司咪唑	＋＋＋	－	－	240
特非那定	＋＋＋	－	－	12～24

注：＋＋＋强；＋＋中；＋弱；－无

【临床应用】

1. 防治变态反应性疾病　对皮肤黏膜的变态反应性疾病如荨麻疹、过敏性鼻炎、花粉症疗效好，本类药物常作为首选药。对昆虫咬伤所致的皮肤瘙痒和水肿有良效；对血清病、药疹和接触性皮炎也有一定的疗效。还可用于防治输血、输液引起的过敏反应，但对支气管哮喘疗效差。

2. 防治晕动症及呕吐　苯海拉明、异丙嗪对晕船、晕车、妊娠及放射性呕吐均有良好的防晕止吐效果。

3. 镇静、催眠　具有较强中枢抑制作用的异丙嗪、苯海拉明可作为辅助药用于防治失眠等。如异丙嗪与氯丙嗪、哌替啶组成冬眠合剂，用于人工冬眠；白加黑中的苯海拉明对抗伪麻黄碱的中枢兴奋作用等。

【不良反应及用药监护】

1. 常见困倦、嗜睡、乏力等中枢抑制反应。用药期间勿驾驶车船和高空作业，以免发生意外。第二代 H_1 受体阻断药多无中枢抑制作用。

2. 本类药可出现口干、厌食、恶心、呕吐、便秘或腹泻等消化道反应，宜进餐时服用或与牛奶同服。

3. 本类药物刺激性大，不宜做皮下注射，肌注者应深部肌内注射。

4. 近年来发现阿司咪唑可引起严重的心律失常，应慎重选用。

第二节　钙　盐

常用的钙盐主要有葡萄糖酸钙、氯化钙、乳酸钙。

【作用和临床应用】

1. 抗过敏作用　钙盐可增强毛细血管的致密性，降低通透性，从而减少渗出，减轻过敏症状。可用于荨麻疹、血管神经性水肿、血清病、接触性皮炎和湿疹等的辅助治疗。

2. 促进骨骼和牙齿的发育　钙是构成骨骼和牙齿的主要成分，当体内缺钙时，可致佝偻病、软骨病，补充钙剂可以防治。钙盐也可用于孕妇、哺乳期妇女、儿童和老年人补钙。同时配伍应用维生素 D 可增加钙的吸收。

3. 维持神经肌肉组织的正常兴奋性　钙盐用于手足抽搐症的治疗。

4. 对抗镁离子的作用　钙盐是解救镁盐中毒的特效药。

【不良反应及用药监护】

1. 钙盐有强烈的刺激性，不能皮下注射和肌内注射。静脉给药漏出血管外可致剧痛及组织坏死，若发生，需立即注射 0.5%普鲁卡因局部封闭。

2. 钙盐静注时有全身发热感，皮肤发红；可兴奋心脏，静注过快或过量可致心律失常甚至心脏骤停。在使用钙剂时，将钙盐注射液用 10%～25%葡萄糖注射液 10～20 mL 稀释后缓慢静脉注射，1 分钟不超过 2 mL。

3. 钙盐可增加强心苷对心脏的毒性，故在强心苷应用期间及停药 1 周内禁用本药。

思考题

一、选择题

1. 苯海拉明不具有的作用是 （ ）

A. 镇静　B. 催眠　C. 抗过敏

D. 抑制胃酸分泌　E. 抗晕止吐

2. H_1受体阻断药对下列疾病疗效最好的是 （ ）

A. 支气管哮喘　B. 皮肤黏膜过敏症状　C. 血清病高热

D. 过敏性休克　E. 过敏性紫癜

3. 一位荨麻疹患者是驾驶员，急于开车执行任务，宜选用的药物是 （ ）

A. 苯海拉明　B. 异丙嗪　C. 氯苯那敏

D. 苯巴比妥　E. 阿司咪唑

4. 中枢抑制作用最强的药物是 （ ）

A. 苯海拉明　B. 依巴斯丁　C. 曲吡那敏

D. 氯苯那敏　E. 西替利嗪

5. H_1受体阻断药最常见的不良反应是 （ ）

A. 烦躁、失眠　B. 镇静、嗜睡　C. 消化道反应

D. 致畸　E. 耳毒性

6. 关于注射钙剂的用药护理事项，下列说法错误的是 （ ）

A. 钙盐静注时有全身发热感，皮肤发红

B. 可稀释后缓慢静脉注射

C. 静脉给药速度过快可致心脏骤停

D. 使用方便，可皮下注射和肌内注射

E. 强心苷应用期间及停药1周内禁用钙剂

二、问答题与分析题

1. 某男性患者，假期与朋友外出游玩，晚上回家后，感觉面部皮肤瘙痒、红肿，渐加重，到医院检查，诊断为荨麻疹。问：(1)是否可用H_1受体阻断药苯海拉明治疗？(2)若可以用，那么如何做好药物用药护理？

2. 为防输血反应的发生可选用哪些药物？

第二十五章　子宫平滑肌兴奋药与抑制药的用药护理

第一节　子宫平滑肌兴奋药

子宫平滑肌兴奋药是一类选择性兴奋子宫平滑肌，使子宫产生节律性收缩或强直性收缩的药物。常用药物有垂体后叶素类（缩宫素、垂体后叶素）、麦角生物碱类（麦角新碱）、前列腺素类（地诺前列酮、米索前列醇）等。

一、垂体后叶素类

缩宫素

缩宫素又称催产素，是垂体后叶素的主要成分之一。目前，临床应用的缩宫素多为人工合成品，也可从牛、羊、猪等动物的垂体后叶提取，从动物垂体提取的制剂中含有缩宫素和少量的加压素，人工合成的不含加压素。口服易被胰蛋白酶破坏，故需要静脉注射。

【作用】

1. 兴奋子宫平滑肌　缩宫素作用出现快，维持时间短。其作用特点是：①缩宫素作用与剂量有关：小剂量缩宫素（2～5 U）产生与正常分娩的子宫相似的收缩，即子宫底部产生节律性收缩，子宫颈松弛，促进胎儿娩出；大剂量缩宫素（5～10 U）则引起子宫强直性收缩，不利于胎儿娩出。②缩宫素作用受体内性激素的影响：雌激素可提高子宫平滑肌对缩宫素的敏感性，孕激素降低其敏感性。在妊娠早期，孕激素水平高，缩宫素对子宫平滑肌的作用较弱，可保证胎儿安全发育；妊娠后期雌激素水平高，子宫平滑肌对缩宫素的敏感性更高，有利于胎儿娩出。

2. 促进排乳　缩宫素能使乳腺腺泡周围的肌上皮细胞收缩，促进乳汁排出，临床用于催乳。

3. 其他　大剂量缩宫素可引起血压下降，并有抗利尿作用。

【临床应用】

1. 催产、引产　当产妇宫口开全、胎位正常、产道无异常而宫缩无力时，可用小剂量增强子宫收缩力，促进胎儿娩出。对死胎、过期妊娠或因疾病必须终止妊娠者，可小剂量诱发子宫产生节律性收缩而引产。

2. 产后出血　较大剂量(5～10 U)肌内注射可使子宫产生强直性收缩，以压迫子宫肌层内的血管而止血。因其作用时间短，需加麦角新碱以维持疗效。

3. 催乳　在哺乳前 2～3 min，用枸橼酸缩宫素喷鼻或滴鼻，促进乳汁排出。

【不良反应】

用药后偶见恶心、呕吐；静脉注射过快可引起血压下降，心率加快；剂量过大会使子宫强直性收缩，可致胎儿窘迫或子宫破裂；提取制成的缩宫素因有杂质，偶见过敏反应。

【用药监护】

1. 详细询问患者的孕产史、用药史及过敏史。

2. 详细检查产妇的血压、脉搏、体温、子宫收缩情况以及胎心。

3. 催产或引产时应严格控制用药剂量和给药速度。一般 2～5 U 加入 5%葡萄糖注射液 500 mL 稀释后静脉滴注，滴注速度要慢，先每分钟 8～10 滴，然后根据宫缩和胎心情况调整滴速，最快不能超过每分钟 40 滴。

4. 凡产道异常、胎位不正、前置胎盘、有剖宫产史者等禁用。

二、麦角生物碱类

麦角生物碱类药物包括麦角新碱、麦角毒、麦角胺等，其中作用于子宫平滑肌的主要是麦角新碱。

【作用和临床应用】

麦角新碱选择性兴奋子宫平滑肌，对妊娠子宫比未孕子宫敏感，尤其是临产和新产后子宫最敏感。麦角新碱收缩子宫平滑肌的作用比缩宫素强而持久，剂量稍大即引起子宫强直性收缩；对子宫颈和子宫体的兴奋作用无明显差别，故不能用于催产和引产。临床主要用于各种原因引起的子宫出血及产后子宫复旧不全。

【不良反应及用药护理】

部分患者会出现恶心、呕吐、头晕、血压升高等反应，偶有过敏反应，严重者出现呼吸困难、血压下降。故静脉用药时需缓慢静脉滴入。

三、前列腺素类

前列腺素是一类存在于体内的不饱和脂肪酸，对心血管、呼吸、消化及生殖系统等有广泛的生理和药理作用。兴奋子宫的前列腺素类药物有地诺前列酮、米索前列醇等。

前列腺素能刺激子宫平滑肌产生节律性收缩，对妊娠各期子宫都有兴奋作用，对分娩前的子宫更为敏感，尤其在妊娠初期和妊娠中期兴奋子宫的效果比缩宫素强，而且在增强子宫平滑肌收缩的同时还能使子宫颈松弛。临床上可用于中止早期和中期妊娠，还可以用于足月或过期妊娠的引产。此外，前列腺素也具有抗早孕作用。

前列腺素可兴奋胃肠平滑肌，引起恶心、呕吐、腹痛、腹泻，用药前可用止呕、止泻的药物。前列腺素可兴奋支气管平滑肌并能升高眼压，故支气管哮喘和眼压升高者禁用。引产时禁忌证和用药监护同缩宫素。

第二节　子宫平滑肌抑制药

子宫平滑肌抑制药又称抗分娩的药物，可使子宫平滑肌收缩力下降，主要用于治疗痛经和早产。常用药物有 β_2 肾上腺素受体激动药（利托君、特布他林）、钙通道阻断药（硝苯地平）、前列腺素合成酶抑制药（吲哚美辛）、缩宫素拮抗药等。

利托君

利托君可选择性兴奋子宫平滑肌上的 β_2 受体，使子宫平滑肌舒张，对妊娠子宫和非妊娠子宫都有作用。利托君通过降低子宫收缩频率和强度，减少子宫的活动而延长妊娠期，使分娩推迟从而有利于胎儿发育成熟。临床上用于先兆早产。本品可以引起心血管的不良反应，且禁忌证较多。

硫酸镁

硫酸镁作用广泛，除了抗惊厥、导泻等作用外，通过对抗 Ca^{2+} 使子宫平滑肌松弛，并降低子宫对缩宫素的敏感性，从而抑制子宫收缩。临床上用于防治早产、妊高征及子痫。（用药监护详见“作用于消化系统药物的用药护理”部分）

思考题

一、选择题

1. 小剂量缩宫素可以用于（　　）

A. 催产　B. 痛经　C. 抗早孕

D. 产后止血　E. 药物流产

2. 大剂量缩宫素可以用于（　　）

A. 催产　B. 痛经　C. 抗早孕

D. 产后止血　E. 药物流产

3. 对于无产道阻碍、胎位无异常但宫缩乏力的产妇可选用（　　）

A. 大剂量缩宫素静脉滴注

B. 大剂量麦角新碱静脉滴注

C. 小剂量缩宫素静脉滴注

D. 小剂量麦角新碱静脉滴注

E. 小剂量米非司酮静脉滴注

4. 下列情况中子宫对缩宫素敏感性最高的是（　　）

A. 妊娠早期　B. 妊娠晚期　C. 临产前

D. 分娩后　E. 任何时期敏感性一样

二、问答题与分析题

1. 简述剂量对缩宫素作用的影响。

2. 简述子宫平滑肌抑制药的应用。

3. 某女，28 岁，G1P0，宫内妊娠 38＋6 周，阵发性腹痛 18 小时入院。查体：BP 124/86 mmHg，心率 86 次/分，心肺正常。产科检查：宫缩 20～30 秒/5～6 分，胎心率 140 次/分，先露 S-1，宫口开大 1 cm，胎位 LOA，胎膜未破。诊断为原发性子宫收缩乏力。该患者应选用何药以加速产程进展？如何做好用药护理？

第二十六章　肾上腺皮质激素类药物的用药护理

肾上腺皮质激素是由肾上腺皮质分泌的激素的总称，属甾体类化合物。根据生理作用分类：

(1)糖皮质激素：以氢化可的松和可的松为代表。

(2)盐皮质激素：醛固酮和去氧皮质酮等。

(3)性激素。

第一节　糖皮质激素

糖皮质激素由肾上腺皮质束状带细胞合成和分泌，其分泌调节过程如图 26-1 所示。

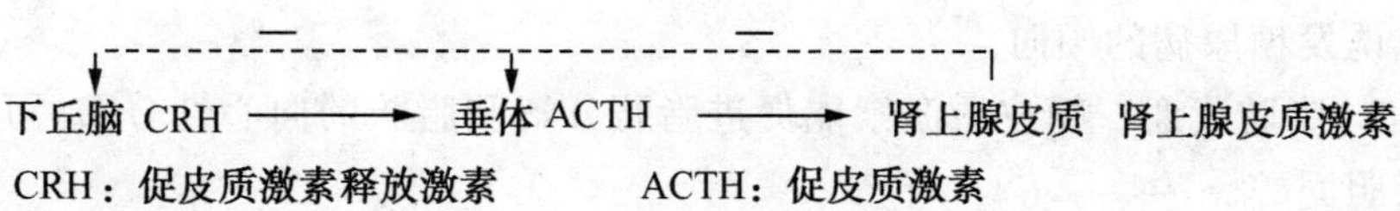

图 26-1　糖皮质激素的分泌调节示意图

皮质激素分泌具有昼夜节律的特点，每日上午 8～10 时为皮质激素的分泌高峰，随后逐渐下降，至午夜 12 时为最低。这是由促皮质激素(ACTH)的昼夜分泌节律所引起的。

糖皮质激素类常见药物如表 26-1 所示。

表 26-1　　常见糖皮质激素类药物作用特点比较

	药物	药理活性			等效剂量(mg)	作用持续时间(h)
		水盐代谢（比值）	糖代谢（比值）	抗炎作用（比值）		
短效	氢化可的松	1.0	1.0	1.0	20.00	8～12
	可的松	0.8	0.8	0.8	25.00	8～12
中效	泼尼松	0.8	4.0	3.5	5.00	12～36
	泼尼松龙	0.8	4.0	4.0	5.00	12～36
	甲泼尼龙	0.5	5.0	5.0	4.00	12～36
	曲安西龙	0	5.0	5.0	4.00	12～36
长效	地塞米松	0	20～30	30	0.75	36～54
	倍他米松	0	20～30	25～35	0.60	36～54

注：表中水盐代谢、糖代谢、抗炎作用的比值均以氢化可的松为 1 计；等效剂量以氢化可的松为标准计。

【体内过程】

可的松、泼尼松需在肝脏中转化为氢化可的松、泼尼松龙才能起作用。故肝功不全者禁用可的松、泼尼松。

【生理作用】

1. 糖代谢　糖皮质激素能促进糖异生，抑制糖的利用，使血糖升高，有加重或诱发糖尿病的倾向。

2. 脂肪代谢　糖皮质激素能促进脂肪分解和脂肪的向心性分布，可升高血浆胆固醇。

3. 蛋白质代谢　糖皮质激素能促进分解，抑制合成，造成负氮平衡。

4. 水盐代谢　糖皮质激素能引起水钠潴留，促进钾钙的排泄，并减少肠内钙的吸收。

5. 性激素样作用　糖皮质激素有雄激素样作用。

【药理作用】超生理剂量。

1. 抗炎作用

(1)对各种原因所致的炎症反应均有效。

(2)对炎症不同阶段均有作用。炎症早期可减轻渗出、水肿、毛细血管扩张、白细胞浸润及吞噬反应，从而减轻红、肿、热、痛等症状；炎症后期可抑制毛细血管和成纤维细胞的增生，延缓肉芽组织生长，防止粘连和疤痕形成。但炎症反应是机体的一种防御机能，后期反应是机体组织修复的过程，因此糖皮质激素在抑制炎症反应的同时，也降低了机体的防御及修复功能。

(3)抗炎不抗菌。

2. 抗毒作用　糖皮质激素能提高机体对细菌内毒素的耐受性，但不能中和内毒素，且对外毒素无对抗作用。

3. 抗免疫作用　对免疫反应多个环节有抑制作用。对体液免疫、细胞免疫均有作用。

4. 抗休克作用　大剂量的糖皮质激素可用于各种严重休克，尤其是感染中毒性休克。其机理：①通过稳定溶酶体膜，减少心肌抑制因子(MDF)释放。②直接兴奋心脏，扩张小血管。③扩张痉挛收缩的血管和加强心肌收缩性。④与其抗炎、抗毒、抗免疫作用等均有关。

5. 对血液造血系统的作用　糖皮质激素可刺激骨髓造血功能，使血红蛋白、红细胞、血小板、中性粒细胞均增多，淋巴细胞、嗜酸性粒细胞减少。

6. 其他作用　中枢兴奋作用，促进胃酸及胃蛋白酶分泌等。

【临床应用】

1. 严重感染　糖皮质激素可用于中毒性肺炎、中毒性菌痢、重症伤寒、猩红热等。注意事项：①必须合用足量有效的抗菌药，因糖皮质激素可降低机体防御机能和免疫力。②病毒感染一般不用糖皮质激素，但对严重传染性肝炎、流行性腮腺炎、麻疹和乙型脑炎等也可用其缓解症状。

2. 治疗炎症和防止后遗症　糖皮质激素可用于发生在人体重要器官的炎症如结核性脑膜炎、脑炎等，或防止粘连、瘢痕形成的炎症，如风湿性心瓣膜炎、睾丸炎、虹膜炎、角膜炎、视网膜炎等。

3. 抗休克治疗　糖皮质激素适用于各种原因引起的休克。

4. 治疗自身免疫性疾病和过敏性疾病、防治器官移植排斥反应　对自身免疫性疾病如风湿性心肌炎、风湿热、类风湿性关节炎、系统性红斑狼疮和肾病综合征等，过敏性疾病如顽固性荨麻疹、湿疹、血清病、过敏性鼻炎、支气管哮喘等，应用糖皮质激素可缓解症状。对异体器官移植术后排异反应也可应用糖皮质激素。

5. 血液病　糖皮质激素可用于急性淋巴细胞性白血病、再障、血小板减少症及粒细胞减少症的辅助治疗，但停药后易复发。

6. 替代疗法　如急慢性肾上腺皮质功能不全、脑垂体前叶功能减退、肾上腺次全切除术后。

7. 局部应用　糖皮质激素对肛门瘙痒、过敏性皮肤病等都有效，多采用软膏、霜剂或洗剂局部用药。当肌肉韧带或关节劳损时，可将醋酸氢化可的松或醋酸泼尼松龙混悬液加入1%普鲁卡因注射液肌内注射，也可注入韧带压痛点或关节腔内以消炎止痛。

【给药方法】

1. 大剂量突击疗法　用于急、危、重症病例。可选用氢化可的松静脉给药，首剂200～300 mg，一日量可超过1 g，以后渐减量，疗程3～5天。

2. 一般剂量长程疗法　适用于反复发作、累及多种器官的慢性病如肾病综合征等。常用泼尼松口服，开始每日10～30 mg，每天三次，取得疗效后，逐渐减量，每3～5天减量一次，每次按20%左右递减，直到最小有效维持量。

3. 小剂量替代疗法　常选用可的松每日12.5～25 mg，或氢化可的松每日10～20 mg。

4. 隔日疗法或晨间顿服疗法　用于病情较轻或慢性病者。根据肾上腺皮质激素分泌具有昼夜节律的特点，为减少对肾上腺皮质功能的影响，维持量可采用：①隔日疗法：将两日的总药量在早晨8时一次给予，以后每隔1日给药一次，选用中效类泼尼松、泼尼松龙。②晨间顿服疗法：将一日用量每晨8时给药，常用短效类可的松、氢化可的松。

【不良反应】

1. 长期应用所致不良反应

(1)类肾上腺皮质功能亢进综合征：患者表现为满月脸、水牛背、向心性肥胖、皮肤变薄、多毛、痤疮、水肿、高血压、低血钾、高血糖、肌肉萎缩、骨质疏松等。这是由于糖皮质激素导致物质代谢和水盐代谢紊乱所致。停药后可自行消退，必要时采取对症处理。

(2)诱发或加重感染：由于糖皮质激素降低机体防御功能和免疫力所致，可诱发感染或使体内潜在病灶扩散。

(3)诱发或加重溃疡：必要时可与抗酸药或H_2受体阻断药合用。

(4)心血管系统：诱发高血压、动脉粥样硬化等。

(5)精神症状：兴奋、失眠、精神行为改变等，可诱发精神失常或癫痫发作。

(6)其他：延缓伤口愈合，抑制儿童生长发育，诱发骨质疏松、自发性骨折，致畸，诱发青光眼和白内障等。

2. 停药症状

(1)医源性肾上腺皮质功能不全：长期用药减量过快或突然停药，尤其是遇到感染、创伤、手术等应激情况时，可出现肾上腺皮质功能不全或危象，这可能是由于应用外源性糖皮质激素反馈性抑制 ACTH 分泌所致，表现为恶心呕吐、乏力、低血压、休克等。

(2)反跳现象：长期用药后因减量太快或突然停药，使原已控制的疾病症状复发或加剧。需加大剂量控制症状，待缓解后再缓慢减量停药。

3. 禁忌证　活动性肺结核、肾上腺皮质功能亢进、重症高血压、溃疡病、糖尿病、精神病、癫痫、骨折、创伤修复期、术后恢复期、孕妇及抗菌药物不能控制的感染等。

知识拓展

糖皮质激素临床应用管理

糖皮质激素类药物在临床各科多种疾病的诊断和治疗上广泛应用，但临床不合理应用现象非常多见，给患者的健康乃至生命安全造成了重大影响。为规范糖皮质激素的临床应用，卫生部特制定《糖皮质激素类药物临床应用指导原则》，对其应用管理提出要求：①严格限制没有明确适应证的糖皮质激素的使用，如不能单纯以退热和止痛为目的使用糖皮质激素。②冲击疗法需具有主治医师以上专业技术职务任职资格的医师决定。③长程糖皮质激素治疗方案，需由相应学科具有主治医师以上专业技术职务任职资格的医师制订。先天性肾上腺皮质增生症的长程治疗方案制订需三级医院内分泌专业具有主治医师以上专业技术职务任职资格的医师决定。随访和剂量调整可由内分泌专业具有主治医师以上专业技术职务任职资格的医师决定。④紧急情况下临床医师可以高于上条所列权限使用糖皮质激素，但仅限于 3 天内用量，并严格记录救治过程。

【用药监护】

1. 严格掌握适应证和禁忌证，防止滥用。

2. 糖皮质激素类药物的剂量和使用方法，应按疾病性质、预后和病程等决定。需要较长时间使用激素时，尽量采用隔日疗法，做到剂量个体化。

3. 糖皮质激素抗炎不抗菌，因此可致感染或潜在病灶的活动与扩散。严重感染性疾病必须与足量有效的抗菌药合用。病毒感染一般应禁用或慎用。

4. 长期使用糖皮质激素者不可突然停药，应递减药量，缓慢停药。在长程疗法中可每月用 ACTH 7 天，每天 2.5 U；或在停药前连用 ACTH 7 天，以促患者肾上腺皮质功能的恢复。若逐渐减量过程中或停药后遇应激情况，应及时给予足量糖皮质激素。

5. 肝病或肝功能不良者不宜使用可的松和泼尼松，也不可用含醇针剂，以免加重肝损害。

6. 用药前应测定血压、体重、液体出入量、血糖和血钾，以及心率的基础水平，以便及时发现异常变化，采取相应措施。必要时遵医嘱给予降压、降糖治疗。

7. 饮食应注意食用绿叶菜、香蕉、果汁等含钾丰富以及低盐、低糖、高蛋白与高维生素的食品，适当补充维生素 D 和钙。

8. 女性应用皮质激素可引起月经紊乱，妊娠期间特别是早期妊娠应禁用糖皮质激素，以免发生畸胎。长期应用糖皮质激素的儿童应监测体重和发育情况。

9. 用药期间，应注意观察糖皮质激素引起的不良反应，给予及时预防及处理。

第二节　盐皮质激素

去氧皮质酮

本药胃肠道不易吸收，须注射给药，一次给药作用持续 24～48 小时，皮下无菌埋植药片作用可长达 9～15 个月。

【作用和临床应用】

盐皮质激素主要促进肾远曲小管对 Na^+、Cl^- 的重吸收，并增加 K^+、Ca^{2+}、H^+ 的排出，其糖皮质激素样作用弱。临床主要用于治疗慢性肾上腺皮质功能不全。

【不良反应及用药监护】

盐皮质激素长期过量应用可引起水肿、头痛、血压升高和低血钾、肌无力、感觉异常、疲劳等，严重时可发生心律失常、关节痛等。用药前应测量体重、血压、血电解质，治疗期间定期复查。注意低盐饮食，增加含钾丰富的蔬菜、水果的摄入。

第三节　促肾上腺皮质激素和皮质激素抑制药

一、促肾上腺皮质激素药

促肾上腺皮质激素(ACTH)

ACTH 口服后易被消化液破坏，必须注射给药。

本药通过刺激肾上腺皮质释放皮质激素而产生疗效。临床主要用于测定脑垂体前叶-肾上腺皮质功能水平，及在长期应用糖皮质激素的停药前后使用，以防发生肾上腺皮质功能减退。

【不良反应及用药监护】

1. 少数患者应用 ACTH 可出现过敏反应甚至过敏性休克，应提高警惕。

2. ACTH 呈弱酸性，静滴时不宜与中性及偏碱性的药物，如氨茶碱、氯化钾、碳酸氢钠等配伍，也不能用生理盐水溶解或稀释。

3. ACTH 与香豆素类药物合用可增强后者的抗凝作用，与排钾利尿药合用可增强钾的排出，与强心苷类合用可增加强心苷的毒性反应。

4. ACTH 能抑制免疫功能，故不宜与各种疫苗、菌苗同时应用。

5. ACTH 应避光保存。

6. 肾上腺皮质严重破坏、肾衰竭，危急重症并伴有肾脏病、心脏功能不全、水肿等的患者不宜使用 ACTH。

二、皮质激素抑制药

米托坦

米托坦能相对选择性地作用于肾上腺皮质细胞，对肾上腺皮质的正常细胞或瘤细胞都有损伤作用，尤其是肾上腺皮质束状带及网状带细胞，使其萎缩、坏死。主要用于无法切除的皮质癌、切除复发癌以及皮质癌术后辅助治疗。可有消化道不适、中枢抑制及运动失调等反应，减少剂量症状可消失。若由于严重肾上腺功能不全而出现休克，或严重的创伤时，可给予肾上腺皮质激素类药物。

美替拉酮

美替拉酮又名甲吡酮。临床主要用于治疗肾上腺皮质肿瘤和产生 ACTH 的肿瘤所引起的氢化可的松过多症和皮质癌。还可用于垂体释放 ACTH 功能试验。不良反应较少，可有眩晕、消化道反应等。

思考题

一、选择题

1. 严重肝功不全的患者不宜选用的药物是　（　）

A. 泼尼松　B. 氢化可的松　C. 地塞米松

D. 曲安西龙　E. 倍他米松

2. 长期应用糖皮质激素治疗的患者，饮食不宜 （ ）

A. 低盐　B. 低糖　C. 低蛋白

D. 低脂　E. 含钾丰富

3. 糖皮质激素的药理作用不包括 （ ）

A. 抗炎　B. 抗休克　C. 中和细菌外毒素

D. 促胃酸分泌　E. 抗免疫

4. 糖皮质激素隔日疗法的给药时间最好是 （ ）

A. 上午 8 点　B. 中午 12 点　C. 晚上 8 点

D. 夜间 12 点　E. 下午 5 点

5. 长期应用糖皮质激素可引起 （ ）

A. 粒细胞减少　B. 过敏反应　C. 高血钙

D. 骨质疏松　E. 中枢抑制

6. 糖皮质激素大剂量冲击疗法适用于 （ ）

A. 肾病综合征　B. 艾迪生病　C. 真菌感染

D. 中毒性菌痢　E. 血小板减少性紫癜

7. 长期应用糖皮质激素者停药时为防肾上腺皮质功能减退，可使用 （ ）

A. 氢化可的松　B. 醛固酮　C. 去氧皮质酮

D. ACTH　E. 美替拉酮

二、问答题与分析题

1. 简述糖皮质激素的作用、应用、不良反应。

2. 张某，男，45 岁，因发热、心慌，血沉 100 mm/h，诊断为风湿性心肌炎，无高血压及溃疡病史。入院后给予抗风湿治疗，泼尼松每日 30～40 mg 口服。用药至第 12 日，血压上升至 150/100 mmHg，至第 15 日，出现上腹不适，有压痛，第 24 日出现黑便。诊断为糖皮质激素诱发高血压和胃溃疡出血，停用糖皮质激素，改用其他药物，并给予止血、补液等治疗，严密观察。分析：(1)本病例应用泼尼松治疗的依据是什么？(2)治疗过程中出现高血压和胃溃疡出血的原因是什么？(3)试述糖皮质激素长期应用的用药注意事项。

第二十七章　甲状腺激素和抗甲状腺药物的用药护理

第一节　甲状腺激素

甲状腺激素包括三碘甲状腺原氨酸（T_3）和四碘甲状腺原氨酸（T_4），其中T_3生物活性大，血液中T_4可转化为T_3。甲状腺激素的合成、释放过程包括：碘的摄取，碘的活化和酪氨酸碘化、偶联、释放等。

甲状腺激素的分泌调节如图 27-1 所示。

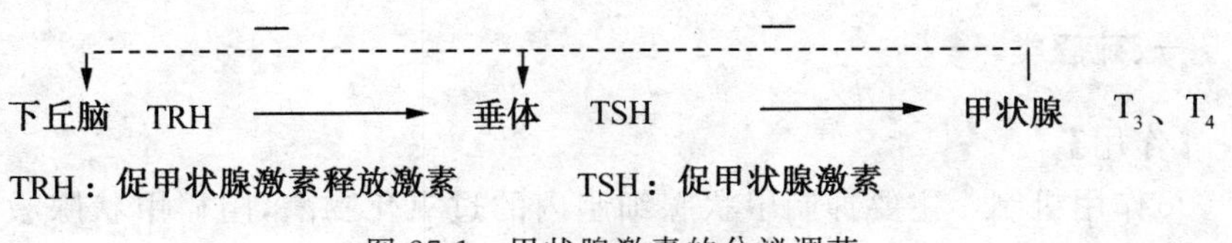

图 27-1　甲状腺激素的分泌调节

【作用】

1. 维持正常生长发育　婴幼儿甲状腺功能不足时可致呆小症，成人甲状腺功能不全时可致黏液性水肿。

2. 促进代谢　甲状腺激素能促进糖、脂肪、蛋白质及水盐代谢，增加机体耗氧量，提高机体基础代谢率。

3. 维持神经系统功能和心血管效应。

【临床应用】

甲状腺激素主要用于治疗呆小症和黏液性水肿，也可用于单纯性甲状腺肿。

【不良反应和用药监护】

1. 过量可致甲状腺功能亢进症状，表现为心悸、手震颤、多汗、消瘦、失眠等，重者可出现呕吐、腹泻、高热、脉搏快而不规则，甚至诱发心绞痛、心力衰竭。

2. 嘱患者不可随意减量或自行停药，用药期间密切观察甲状腺激素过量反应，并定期作甲状腺功能检查。

3. 用药期间不可局部用含碘消毒液，不可服用含碘药物及摄食含碘量丰富的食物如紫菜、海带等。如用含碘造影剂时，需暂停用本类药物4～6周。

4. 孕妇、哺乳妇慎用。高血压、冠心病、糖尿病、快速型心律失常者禁用。

第二节　抗甲状腺药

抗甲状腺药物是用于治疗甲状腺功能亢进的药物。包括：

1. 硫脲类

(1)硫氧嘧啶类：甲硫氧嘧啶、丙硫氧嘧啶等。

(2)咪唑类：甲巯咪唑（他巴唑）、卡比马唑（甲亢平）等。

2. 碘和碘化物　碘化钾、复方碘溶液（卢戈液）等。

3. 放射性碘　^{131}I。

4. β-受体阻断药。

一、硫脲类

【作用】

1. 作用机制　主要抑制甲状腺细胞内的过氧化物酶，阻碍甲状腺激素合成。丙硫氧嘧啶还可抑制外周组织中T_4转变为T_3。

2. 特点

(1)显效慢：对已合成的甲状腺激素无影响，须待已合成的甲状腺激素消耗后才显效，一般用药2～3周甲亢症状减轻，1～3个月基础代谢率可恢复正常。

(2)腺体增生充血：用药后，血清甲状腺激素水平降低，反馈性增加垂体促甲状腺素(TSH)的释放，而引起腺体增生、充血。

【临床应用】

1. 甲亢内科治疗　硫脲类适用于轻症和不宜手术也不宜用放射性碘治疗的患者。

2. 甲亢术前准备　术前2周还应加服大剂量碘剂。

3. 甲状腺危象的辅助治疗。

【不良反应及用药监护】

1. 粒细胞减少症　这是本类药物最严重的不良反应，易发生在用药治疗后2～3个月，应定期查血象。用药后若出现发热、咽痛等症状，应立即停药。

2. 胃肠反应　恶心呕吐、胃肠不适。

3. 过敏反应　常见皮疹、皮肤瘙痒，少数伴有发热。

4. 长期用药可引起甲状腺肿大及甲状腺功能减退。

5. 含碘丰富的食物或含碘药物可使甲亢病情加重。

6. 孕妇慎用或不用，哺乳妇应避免哺乳。因丙硫氧嘧啶血浆蛋白结合率高，通过胎盘量相对少，更适合妊娠期甲亢患者。

二、碘和碘化物

【作用和临床应用】

1.作用与应用

碘及碘化物的作用与剂量有关：

(1)小剂量：促进甲状腺激素合成，可用于防治单纯性甲状腺肿。食盐中加入碘化钾或碘化钠的比例为1∶10000即可。

(2)大剂量：主要抑制甲状腺球蛋白水解酶，阻止甲状腺激素释放。临床可用于甲亢术前用药、甲状腺危象的治疗。

2.抗甲状腺作用特点

(1)作用快而强。用药后24小时产生作用，两周达高峰，但疗效不持久，持续用药反使甲亢症状复发甚至加剧。

(2)可使甲状腺缩小、变硬，充血减轻。

【不良反应及用药监护】

1. 过敏反应　过敏反应可在用药后立即或几小时内发生，表现为发热、皮疹，也可有血管神经性水肿，甚至喉头水肿、窒息。一般停药可消退，加服食盐或多饮水可促碘排泄，必要时遵医嘱行抗过敏措施。

2. 黏膜刺激症状　患者表现为咽喉不适、呼吸道刺激症状、唾液腺肿大等，停药后可消退。

3. 长期服用可诱发甲状腺功能紊乱。

三、放射性碘(^{131}I)

放射性碘(^{131}I)的射线由β射线(占99%)和γ射线(占1%)组成。

【作用和临床应用】

1. 破坏甲状腺实质，适用于不宜手术、术后复发、药物治疗或对^{131}I药物过敏的甲亢患者。

2. 用于测定甲状腺摄碘功能。

【不良反应及用药监护】

^{131}I易致甲状腺功能低下，故应严格掌握剂量，定期检查甲状腺功能，一旦发生可补充甲状腺激素。孕妇、哺乳妇、年龄在20岁以下者、活动性肺结核及严重肝肾患者均不宜用。治疗前后1个月避免服用碘剂及摄入其他含碘食物或药物。

四、β受体阻断药

β受体阻断药能有效对抗甲亢所致的交感神经兴奋症状，也可抑制外周T_4转化为T_3。可用于减轻甲亢症状、治疗甲状腺危象和甲亢术前准备。

思考题

一、选择题

1. 甲状腺激素不适于治疗（　　）
   A. 呆小症　B. 黏液性水肿　C. 单纯性甲状腺肿
   D. 甲状腺功能低下　E. 甲状腺危象
2. 治疗单纯性甲状腺肿的药物是（　　）
   A. 丙硫氧嘧啶　B. 甲巯咪唑　C. 卡比马唑
   D. 小剂量碘　E. 大剂量碘
3. 硫脲类药物最严重的不良反应是（　　）
   A. 胃肠道反应　B. 过敏反应　C. 粒细胞减少
   D. 肝损害　E. 溶血反应
4. 关于丙硫氧嘧啶的作用机制，叙述正确的是（　　）
   A. 抑制TSH释放　B. 中和甲状腺激素
   C. 阻止甲状腺激素的合成　D. 抑制甲状腺激素的释放
   E. 破坏甲状腺组织
5. 甲亢术前准备的正确给药方法是（　　）
   A. 只给予硫脲类　B. 先用硫脲类，术前2周加服大剂量碘
   C. 只给予小剂量碘　D. 只给予大剂量碘
   E. 先用大剂量碘，再用硫脲类

6. 妊娠期甲亢患者宜选用　（　　）

A. 丙硫氧嘧啶　B. 甲巯咪唑　C. ^{131}I

D. 小剂量碘　E. 大剂量碘

二、分析题

张某，女，23 岁，近一年怕热、多汗、消瘦、手指震颤、心悸。查体：甲状腺对称弥漫性肿大，眼球微突。诊断为甲状腺功能亢进，给予丙硫氧嘧啶 100 mg，每天 3 次；普萘洛尔 10 mg，每天 3 次。分析：(1)为什么应用上述药物治疗甲亢？(2)如何做好丙硫氧嘧啶的用药护理？

第二十八章 胰岛素和口服降糖药的用药护理

糖尿病可分为胰岛素依赖型糖尿病(IDDM,1 型)和非胰岛素依赖型糖尿病(NIDDM,2 型),其中 2 型占 90%以上。IDDM 的常规治疗是定期注射胰岛素。

第一节 胰岛素

药用胰岛素多由猪、牛胰腺中提取,可引起过敏反应。目前已通过 DNA 重组技术制成人胰岛素。胰岛素口服无效,必须注射给药,常用皮下注射。临床应用的胰岛素分为短效、中效、长效制剂(见表 28-1)。

表 28-1 常用胰岛素分类

分类及药物		给药途径	给药时间	作用时间(h)		
				开始	高峰	持续
短效	普通胰岛素	静脉		即刻	0.5	2
		皮下	餐前 15～30 min,3～4 次/日	0.5～1	2～4	6～8
中效	低精蛋白锌胰岛素	皮下	早、晚餐前 30 min,2 次/日	3～4	8～12	18～24
	珠蛋白锌胰岛素	皮下	早、晚餐前 30 min,2 次/日	2～3	6～10	12～18
长效	精蛋白锌胰岛素	皮下	早、晚餐前 30 min,1 次/日	3～6	16～18	24～36

【作用】

1. 降低血糖。

2. 促进脂肪、蛋白质的合成并抑制其分解。

3. 促进钾离子进入细胞内，降低血钾。

【临床应用】

1. 治疗糖尿病　①1型糖尿病。②2型糖尿病经饮食疗法和口服降糖药无效者。③糖尿病发生急性或严重并发症者。④糖尿病合并应激状态。

2. 防治高血钾和纠正细胞内缺钾　由胰岛素、葡萄糖、氯化钾配成的极化液（GIK）可用于防治心肌梗死时的心律失常。与葡萄糖合用可治疗高血钾。

【不良反应及用药监护】

1. 低血糖　胰岛素过量最常见的不良反应。轻者出现饥饿感、不安、心悸、出汗、震颤，可进食或口服糖水以缓解；重者出现昏迷、惊厥、休克乃至死亡，需立即静脉注射50%葡萄糖注射液解救。用药期间应定期监测血糖、尿糖、血及尿酮体。给药应做到准确剂量、准确时间、准确的部位。

2. 过敏反应　患者表现为荨麻疹、血管性水肿，偶见过敏性休克。可改用其他种属动物胰岛素或高纯度胰岛素，重者可用抗组胺药或糖皮质激素治疗。

3. 耐受性（胰岛素抵抗）　急性抵抗多因并发感染、手术、创伤等应激状态所致，遵医嘱配合处理诱因，调整水、电解质、酸碱平衡，加大胰岛素剂量即可。慢性抵抗性（指每日需要胰岛素200 U以上）且无并发症者，可改用其他种属动物来源的制剂或加服口服降糖药。

4. 其他　局部反应，如红肿、硬结、脂肪萎缩。应有计划地更换注射部位，注射完毕应轻轻按摩片刻，以免药液外渗，并促进吸收。

5. 噻嗪类药物、肾上腺皮质激素、苯妥英钠等可升高血糖，与胰岛素合用可影响后者疗效。普萘洛尔与胰岛素合用易致低血糖，因低血糖所致的代偿性交感神经活动增强被β受体阻断作用抑制，往往使低血糖症状被掩盖，极易造成危险。

6. 胰岛素以保存在2～15 ℃环境中为宜，应避光保存，不可日晒、受热及冰冻。存入冰箱者应在注射前半小时从冰箱取出。

第二节　口服降血糖药

目前常用口服降糖药包括：

1. 磺酰脲类

第一代——甲苯磺丁脲、氯磺丙脲。

第二代——格列本脲（优降糖）、格列吡嗪（吡磺环已脲）等。

第三代——格列苯脲、格列齐特（达美康）等。

2. 双胍类　二甲双胍（甲福明）、苯乙双胍（苯乙福明）。

3. 胰岛素增敏剂　噻唑烷酮类化合物，包括吡格列酮、罗格列酮、曲格列酮、环格列酮等。

4. α-葡萄糖苷酶抑制剂与餐时血糖调节剂　阿卡波糖、伏格列波溏、瑞格列奈。

一、磺酰脲类

【作用和临床应用】

1. 降血糖

(1)作用机制：主要刺激胰岛B细胞释放胰岛素。此外还可提高靶细胞对胰岛素的敏感性，增加靶细胞膜上胰岛素受体数目和亲和力，抑制胰岛素灭活等。

(2)特点：对胰岛功能完全丧失者无效。

(3)临床主要用于治疗胰岛B细胞功能尚未完全丧失的轻、中型非胰岛素依赖型糖尿病。

2. 抗利尿　氯磺丙脲可用于治疗尿崩症。

3. 抗血小板聚集　第三代具有抗血小板聚集作用，有助于防治糖尿病人微血管并发症。

【不良反应及用药监护】

1. 胃肠道反应　患者主要表现为恶心、腹痛等症状。

2. 低血糖　此不良反应以氯磺丙脲为甚。老年人及肝肾功能不全者尤易发生。用药期间应定期检查血糖、尿糖、尿酮体、肝肾功能。

3. 过敏反应　磺酰脲类可引起荨麻疹、血小板及粒细胞减少等，需定期查血象。

4. 神经系统反应　此不良反应可见嗜睡、神经痛等。

二、双胍类

【作用和临床应用】

1. 作用机理　双胍类能促进脂肪组织摄取葡萄糖，增加糖的无氧酵解，减少食物中糖的吸收，抑制糖异生，抑制胰高血糖素的释放，抑制胆固醇的生物合成和储存等从而降低血糖。

2. 临床应用　双胍类主要用于治疗非胰岛素依赖型轻症糖尿病，尤其适用于肥胖型及单用饮食控制无效的糖尿病，对产生胰岛素耐受或磺酰脲类无效者也可应用。

【不良反应及用药监护】

双胍类常见消化道反应，发生率比磺酰脲类高。严重的不良反应是乳酸性酸血症、酮血症，肝肾功不良者尤易发生。用药期间须密切观察，防止发生低血糖、乳酸血症等，要定期检查空腹血糖、尿糖及尿酮体。慢性心功能不全、严重贫血、尿酮体阳性、急性感染、肝肾功不全者禁用。孕妇慎用。

三、胰岛素增敏剂

【作用和临床应用】

1. 改善胰岛素抵抗及降低血糖。
2. 改善脂肪代谢紊乱及防治 2 型糖尿病的血管并发症。
3. 改善胰岛 B 细胞功能。

临床主要用于治疗胰岛素抵抗和 2 型糖尿病。

【不良反应及用药监护】

本类药物低血糖发生率低。一般不良反应有嗜睡、消化道症状、肌肉痛和骨痛等。曲格列酮因肝毒性严重已停止使用。罗格列酮由于可能导致心血管事件被限制使用。

四、α-葡萄糖苷酶抑制剂

阿卡波糖

阿卡波糖又名拜糖平。在小肠可竞争性抑制葡萄糖苷酶，减少多糖及蔗糖分解成葡萄糖，从而减少葡萄糖的吸收，降低餐后血糖。饭前服，用于胰岛素依赖型和非胰岛素依赖型糖尿病患者。常见消化道症状，如腹胀、腹痛等，偶有低血糖。孕妇、哺乳妇、肠炎、肠梗阻、肝肾功不全、有腹部手术史的患者禁用。定期检查肝功。

思考题

一、选择题

1. 胰岛素最常用的给药方法是　（　）

A. 口服　B. 肌内注射　C. 皮下注射

D. 静脉注射　E. 舌下含服

2. 可以静脉注射的胰岛素制剂是（　　）

A. 普通胰岛素　B. 低精蛋白锌胰岛素　C. 珠蛋白锌胰岛素

D. 精蛋白锌胰岛素　E. 以上均不是

3. 可用于尿崩症患者的降糖药是（　　）

A. 二甲双胍　B. 氯磺丙脲　C. 胰岛素

D. 格列本脲　E. 阿卡波糖

4. 不适于治疗胰岛功能完全丧失的糖尿病患者的药物是（　　）

A. 胰岛素　B. 磺酰脲类　C. 罗格列酮

D. 双胍类　E. 阿卡波糖

5. 能促进组织摄取利用葡萄糖的降糖药物是（　　）

A. 氯磺丙脲　B. 格列本脲　C. 罗格列酮

D. 二甲双胍　E. 阿卡波糖

6. 糖尿病合并酮症酸中毒时宜选用（　　）

A. 大剂量胰岛素　B. 磺酰脲类　C. 精蛋白锌胰岛素

D. 双胍类　E. 阿卡波糖

7. 肥胖 2 型糖尿病患者经饮食控制无效者宜选用（　　）

A. 胰岛素　B. 磺酰脲类　C. 罗格列酮

D. 双胍类　E. 阿卡波糖

8. 胰岛素不良反应不包括（　　）

A. 急性胰岛素抵抗　B. 低血糖　C. 过敏反应

D. 粒细胞减少　E. 局部反应

9. 一急性心梗患者，治疗用药中有极化液，即胰岛素、10%葡萄糖、氯化钾组成，其治疗目的是（　　）

A. 改善心肌细胞代谢　B. 纠正低血钾　C. 降低心肌氧耗

D. 增加心肌供氧　E. 促进钾离子进入心肌细胞

二、分析题

张某，男，20 岁，1 型糖尿病患者，在治疗过程中出现出汗、心悸、面色苍白、饥饿感、震颤等。分析：(1)患者可能发生了什么情况？发生此现象的原因是什么？如何处理？(2)如何做好胰岛素的用药护理？

第二十九章　性激素类药及避孕药的用药护理

性激素是由性腺分泌的类固醇激素，包括雌激素、孕激素和雄激素。临床上应用的性激素类药物多为人工合成品及其衍生物。

第一节　性激素类药物

一、雌激素类与抗雌激素类药

（一）雌激素类药物

天然的雌激素包括雌二醇、雌酮和雌三醇。其中雌二醇的活性最强，但其制剂口服疗效较差，常用的雌激素药物多是以雌二醇为母体人工合成的，例如炔雌醇、炔雌醚、戊酸雌二醇、己烯雌酚等。

【作用】

1. 促进女性性成熟及维持女性第二性征。

2. 促进子宫内膜的增殖，和孕激素配合共同调节子宫内膜周期性变化。

3. 影响排卵　大剂量通过负反馈减少促性腺激素分泌，抑制排卵。

4. 影响乳腺发育和乳汁分泌，小剂量雌激素能刺激乳腺导管及腺泡的生长发育，大剂量能抑制催乳素对乳腺的刺激作用，减少乳汁分泌。

5. 其他作用　有轻度水钠潴留作用；增加高密度脂蛋白的形成，减少低密度脂蛋白的形成，减低胆固醇，有预防动脉粥样硬化的作用；通过刺激降钙素增加骨钙沉积，预防骨质疏松。

【临床应用】

此类药物可用于卵巢功能不全和闭经、围绝经期综合征、功能性子宫出血、乳房胀痛及回乳、绝经后乳腺癌、前列腺癌、痤疮、避孕。

【不良反应和用药监护】

1. 常见不良反应有厌食、恶心、呕吐及头晕等，减少剂量或从小剂量开始逐渐增加到治疗剂量可减轻不良反应的症状。

2. 大剂量应用可引起水钠潴留而导致水肿；对肝功能不良者可引起胆汁瘀积性黄疸，还可引起精神抑郁。用药后观察有无水肿、黄疸，注意定期检查血压、肝功。高血压、肝功能不全者需慎用。

3. 长期大剂量应用可引起子宫内膜过度增生及子宫出血，子宫内膜炎者慎用。

4. 肿瘤患者（前列腺癌和绝经期后乳腺癌患者除外）、血栓栓塞患者、妊娠早期禁用。

5. 用药期间患者若出现不规则阴道流血应及时就诊。

6. 若长期用药者，应教会患者自行检查乳房，强调每月至少检查1次。若发现乳房有结节或其他不适，应及时就诊。

（二）抗雌激素类药

氯米芬

氯米芬又称克罗米芬，有较强的抗雌激素作用和较弱的雌激素活性。小剂量能促进腺垂体分泌促性腺激素诱发排卵，临床用于治疗功能性不孕症、功能性子宫出血、闭经和月经紊乱等；大剂量能明显抑制腺垂体促性腺激素的释放。

长期大剂量使用可引起卵巢肥大，一旦发生应立即停药。孕妇、肝功能不全及卵巢囊肿患者禁用。

二、孕激素类与抗孕激素类药

（一）孕激素类药物

天然孕激素为黄体酮（孕酮），人工合成品有甲羟孕酮（安宫黄体酮）、甲地孕酮、炔诺酮、炔诺孕酮、氯地孕酮、16-次甲氯地孕酮、己酸孕酮、双炔失碳酯等。

【作用】

1. 生殖系统　黄体酮具有保胎、避孕、促进乳腺腺泡发育等作用。

2. 代谢　黄体酮能竞争性拮抗醛固酮，促进 Na^+ 和 Cl^- 排泄，产生利尿作用。黄体酮是肝药酶的诱导剂，可促进某些药物代谢；孕激素还可促进蛋白分解，增加尿素氮的排泄。

3. 体温　黄体酮通过下丘脑体温调节中枢影响散热过程，使黄体相基础体温轻度升高。

【临床应用】

黄体酮用于治疗先兆流产和习惯性流产、功能性子宫出血、痛经和子宫内膜异位症、避孕等。

【不良反应及用药监护】

不良反应轻，偶见恶心、头晕、头痛及呕吐等。有时可致乳房胀痛、腹胀。尚可出现性欲改变、多毛或脱发、痤疮。大剂量应用可致胎儿男性化及肝功能受损，也可致生殖器畸形。用药期间避免紫外线和长时间日光照射，定期检查肝功，糖尿病患者需监测尿糖。

（二）抗孕激素类药

米非司酮

米非司酮有抗孕激素和抗皮质激素的活性，还有较弱的雄激素样活性。可对抗孕激素对子宫内膜的影响，具有抗着床作用，可用于房事后避孕；具有抗早孕作用，可用于终止早期妊娠。

常见不良反应有恶心、腹泻、腹痛及子宫出血延长，一般不需特殊处理。用于终止妊娠要在专业医疗机构专业医生的指导下服用观察。

三、雄激素类药

（一）雄激素类药

天然雄激素是睾酮（睾丸酮），临床常用的人工合成品有甲睾酮（甲基睾丸酮）、丙酸睾酮（丙酸睾丸素）等。

【作用】

1. 促进男性性器官和男性性征的发育，大剂量有抗雌激素的作用。

2. 促进蛋白质合成，抑制其分解，减轻氮质血症。

3. 刺激骨髓造血功能，促进红细胞生成。

4. 促进肾小管对钙、磷的吸收。

【临床应用】

睾酮可用于睾丸功能不全、功能性子宫出血、子宫肌瘤、乳腺癌、卵巢癌、再生障碍性贫血、绝经期及老年骨质疏松等。

【不良反应和用药护理】

1. 主要不良反应有男性性早熟、性功能亢进，女性患者男性化，胆汁淤积性黄疸，水钠潴留。

2. 肾炎、肾病综合征、肝功能不全、高血压及心力衰竭患者慎用，男性乳癌、前列腺癌、前列腺肥大、冠心病、心梗者及孕妇、哺乳期妇女禁用。

3. 用药时宜摄入高热量、高蛋白、高维生素、富含矿物质等的营养饮食。

4. 若女性患者出现持久的男性化现象，男性患者阴茎异常勃起及出现性早熟、黄疸或肝功能障碍时应停药。

第二节　避孕药

生殖过程包括精子和卵子的形成与成熟、排卵、受精、着床以及胚胎发育等多个环节，阻断任何一个环节都可以达到避孕和中止妊娠的目的。目前主要应用的避孕药有抑制排卵药、干扰孕卵着床药、男性避孕药、外用避孕药、抗早孕药等。

一、主要抑制排卵的避孕药

本类药物是最常用的女性避孕药，多为不同类型的雌激素和孕激素配伍组成的复方制剂。

【作用】

1. 抑制排卵　该类制剂中雌激素通过负反馈机制，抑制卵泡的成熟，同时孕激素抑制 LH 释放，二者协同抑制排卵。

2. 抗着床作用　该类药物抑制子宫内膜的正常增殖，使其萎缩，不利于受精卵着床。

3. 使宫颈黏液黏稠度增加，不利于精子进入宫腔。

4. 其他　该类药还可以影响子宫和输卵管平滑肌的正常活动，使受精卵不能适时到达子宫等。

【分类和用法】

1. 短效口服避孕药　如复方炔诺酮片、复方甲地孕酮片及复方炔诺孕酮片等。用法：于月经周期第 5 日开始，每晚 1 片，连服 22 天，停药 2～4 天发生撤退性出血，待下次月经周期第 5 日再开始下 1 个月的服药（7 日不来月经服用下一周期）。一旦漏服应于 24 小时内补服 1 片。

2. 长效口服避孕药　是以长效雌激素类药物炔雌醚与孕激素类药物如炔诺孕酮或氯地孕酮等配伍而成的复方片剂。用法：来月经第 5 天服 1 片，最初 2 次间隔 20 天，以后每月服 1 次，每次 1 片。

3. 长效注射避孕药　如复方己酸孕酮注射液（即避孕针 1 号）和复方甲地孕酮注射液。

用法：第一次于月经周期的第 5 日深部肌内注射 2 支，以后每隔 28 日或于月经周期的第 11～12 天注射一次，每次 1 支。注射后一般于 14 天左右月经来潮。如发生闭经仍应按期给药，不能间断。

常用药物如表 29-1 所示。

表 29-1　常用的抑制排卵的避孕药

	制剂名称	孕激素(mg)	雌激素(mg)
短效口服避孕药	复方炔诺酮片(口服避孕片Ⅰ号)	炔诺酮 0.6	炔雌醇 0.035
	复方甲地孕酮片(口服避孕片Ⅱ号)	甲地孕酮 1.0	炔雌醇 0.035
	复方炔诺孕酮片	炔诺孕酮 0.3	炔雌醇 0.03
长效口服避孕药	复方炔诺孕酮乙片	炔诺孕酮 12.0	炔雌醚 3.0
	复方氯地孕酮片	氯地孕酮 12.0	炔雌醚 3.0
	复方次甲氯地孕酮片	16-次甲氯地孕酮 12.0	炔雌醚 3.0
长效注射避孕药	复方己酸孕酮注射液(避孕针 1 号)	己酸孕酮 250.0	戊酸雌二醇 5.0
	复方甲地孕酮注射液	甲地孕酮 25.0	雌二醇 3.5

【不良反应和用药监护】

1. 类早孕反应　少数女性有恶心、呕吐、头晕、乏力、嗜睡等类早孕反应，坚持用药一般可自行消失。严重者加用维生素 B_{12}。

2. 子宫不规则出血　表现为点滴状出血，重者表现为月经样出血。应咨询医生对症处理。

3. 其他　可有月经量减少、闭经、乳房胀痛、皮疹等；哺乳妇女服药后可能出现乳汁减少；凝血功能亢进；轻度肝功能损害等。

4. 急慢性肝病、糖尿病患者和需用胰岛素治疗者、乳房肿块患者、血栓栓塞性疾病、宫颈癌患者禁用。高血压及充血性心力衰竭或有其他水肿倾向的患者慎用。年龄超过 45 岁者不宜服避孕药。

二、抗着床避孕药

此类药物也称探亲避孕药，可使子宫内膜发生各种功能和形态变化，阻碍孕卵着床。常用制剂有甲地孕酮(探亲避孕 1 号片)、炔诺酮(探亲避孕片)、复方双炔失碳酯片。用法是同居当晚或事后服用。14 天内必须连服 14 片，如超过 14 天，应接服Ⅰ号和Ⅱ号避孕药。

不良反应有恶心、呕吐、乏力等类早孕反应。停药后有时可发生阴道出血，一般不需要处理。宜按规定要求服用，探亲时间短者也应服满10～12片，一年内最多服2个周期，以免影响肝功能。

三、男性避孕药

棉酚是棉花根、茎和种子中所含的一种黄色酚类物质，可以影响精子的发生过程，使精子数量减少，直至无精子。不良反应有乏力、食欲减退、恶心、呕吐、心悸及肝功能改变等，少数人出现低血钾症，并可引起不可逆性精子发生障碍，故一般不作为常规避孕药使用。

四、外用避孕药

目前常用的外用避孕药多是一些具有较强杀精作用的药物，如孟苯醇醚及烷苯醇醚。该药膜放入阴道深部能快速溶解发挥杀精作用，同时可形成黏液，阻碍精子运动。该药对机体的不良反应极少。

五、抗早孕药

米非司酮

米非司酮是抗孕激素药物，临床上用于抗早孕、房事后紧急避孕，也可用于诱导分娩。少数人用药后可能发生严重出血，应在医师指导下使用本类药物。

思考题

一、选择题

1. 具有促红细胞生成作用的药物是　（　）
   A. 雌激素　B. 氯米芬　C. 孕激素
   D. 己烯雌酚　E. 雄激素
2. 主要抑制排卵的避孕药是　（　）
   A. 复方炔诺酮片　B. 探亲避孕药　C. 棉酚
   D. 孟苯醇醚　E. 米非司酮
3. 可以应用避孕药的是　（　）
   A. 严重心血管病患者　B. 产后8个月　C. 严重肝病患者
   D. 糖尿病患者　E. 乳癌患者

二、问答题

常用女性避孕药有哪几类？

第三十章　抗微生物药概述

对所有病原体，包括微生物、寄生虫甚至肿瘤细胞所致疾病的药物治疗统称为化学治疗。抗微生物药是指用于治疗病原微生物所致感染性疾病的药物，主要包括抗菌药物、抗真菌药和抗病毒药。机体、细菌和药物三者之间的相互关系如图 30-1 所示。

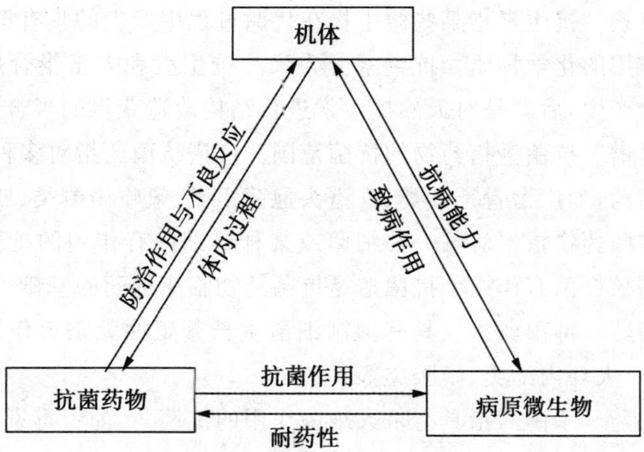

图 30-1　机体、细菌和药物三者之间的相互关系

应用各类抗菌药治疗细菌所致疾病的过程中，应注意机体、细菌和药物三者之间在防治疾病中的相互关系。细菌进入机体引起疾病，机体的康复是细菌与机体相互作用的过程。细菌在疾病发生上起着重要的作用，但是细菌不能决定疾病的全过程；机体的抗病能力，即免疫力和反应性对疾病的发生与发展过程也有作用。机体的抗病能力强，战胜了细菌的致病作用，就能达到疾病的康复或免于致病。抗菌药主要通过抑制或杀灭细菌起作用，是机体免遭致病和促进疾病康复的外因，为机体最终消灭细菌与机体痊愈创造有利条件。

但某种条件下，原来对药物敏感的细菌可以变得不敏感，甚至对多种药物不敏感，产生耐药性，使药物失效。在抗菌治疗中，药物可产生不良反应，严重者影响患者健康，甚至危及生命。因此，医师不仅应了解机体细胞与细菌的生化代谢特性、细菌对机体可能产生的病理生理学影响，还应熟悉掌握抗菌药物的药效学、药动学及毒理学，才能充分发挥药物应有的治疗作用并避免不良反应。理想的抗菌药物应具备以下特点：对细菌有高度选择性；对人体无毒或毒性很低；细菌不易对其产生耐药性；具有很好的药代动力学特点；最好为强效、速效和长效的药物；使用方便；价格低廉。

第一节　抗菌药物的常用术语

抗菌药指对细菌有抑制或杀灭作用的药物，包括抗生素和人工合成抗菌药物（磺胺类和喹诺酮类等）。

1. 抗生素　抗生素指某些微生物在代谢过程中产生的具有抑制或杀灭其他微生物作用的化学物质。抗生素分为天然抗生素和人工半合成抗生素：前者由微生物产生，后者是对天然抗生素进行结构改造获得的半合成产品。

2. 抗菌谱　抗菌谱指药物的抗菌范围。广谱抗菌药指对多种病原微生物有效的抗菌药，如广谱青霉素类、广谱头孢菌素类、氟喹诺酮类、四环素和氯霉素。窄谱抗菌药物指仅对某一种细菌或某种属细菌有作用的抗菌药，例如异烟肼仅对结核杆菌有作用。抗菌谱是抗菌药物临床选药的基础。

3. 抑菌药　抑菌药指仅具有抑制细菌生长繁殖而无杀灭作用的抗菌药，如四环素类、大环内酯类、磺胺类等。

4. 杀菌药　杀菌药指具有杀灭细菌作用的抗菌药，如青霉素类、头孢菌素类、氨基苷类等。

5. 化疗指数　化疗指数是评价化学治疗药物有效性和安全性的指标，常以化疗药物的半数致死量 LD_{50} 与半数有效量 ED_{50} 的比值来表示，或以 5％的致死量 LD_{5} 与 95％的有效量 ED_{95} 的比值来表示。化疗指数越高，药物毒性越小，临床应用价值越高。

6. 抗菌后效应　抗菌后效应指菌与抗生素短暂接触，抗生素浓度下降，低于最低有效浓度或消失后，细菌生长仍受到持续抑制的效应。

7. 二重感染　长期用广谱抗生素使得体内敏感菌被抑制或杀灭，不敏感菌则大量繁殖生长，导致菌群失调引起新的感染，称二重感染。

第二节　抗菌药物作用机制

抗菌药物的作用机制主要是通过干扰细菌的生化代谢过程，影响其结构和功能，从而达到抑制或杀灭细菌的作用。常见的有以下几种：

1. 抑制细菌细胞壁的合成　细菌细胞膜外有一层坚韧的细胞壁，具有保持细菌形态，维持渗透压及保护细菌不受损伤的功能。青霉素类、头孢菌素类、磷霉素类、万古霉素类、杆菌肽等通过抑制细胞壁的合成，造成细菌菌体肿胀、变形、破裂而死亡。

2. 影响细菌胞浆膜的通透性　多黏菌素类抗生素能与细菌胞浆膜中的磷脂结合，使膜功能受损；抗真菌药两性霉素 B 能与真菌胞浆膜中的麦角固醇结合，形成孔道，使膜通透性增强，菌体内氨基酸等重要成分外漏而引起菌体死亡。

3. 抑制蛋白质合成　蛋白质合成的主要场所是核糖体，细菌的核糖体为 70S，由 30S 和 50S 亚基组成；人体细胞的核糖体为 80S，由 40S 和 60S 亚基组成，因而它们的生理、生化功能不同，因此抗菌药物在临床常用剂量下能选择性影响细菌蛋白质的合成，而不影响人体细胞的功能。氨基苷类、四环素类、大环内酯类、氯霉素类等通过干扰细菌蛋白质合成所需的不同环节而发挥抗菌作用。

4. 抑制叶酸代谢　磺胺类和甲氧苄啶分别抑制细菌叶酸代谢所需的二氢叶酸合成酶和二氢叶酸还原酶，干扰叶酸代谢，从而影响核酸和蛋白质的合成，发挥抑制细菌生长繁殖的作用。

5. 抑制核酸代谢　喹诺酮类抑制细菌 DNA 回旋酶，从而抑制细菌 DNA 复制产生杀菌作用；利福平抑制细菌依赖 DNA 的 RNA 多聚酶，阻碍 mRNA 的合成而抗菌。

第三节　细菌耐药性

耐药性又称抗药性，指经长期反复用药使化疗药物的抗菌作用减弱或消失的现象。有些耐药菌株对某一抗菌药物产生耐药性后，对其他化学结构或作用机制类似的抗菌药也产生耐药性，称为交叉耐药性。耐药性产生的常见机制有：

1. 产生灭活酶　细菌产生的灭活酶常见有两种：一是水解酶，如细菌产生β-内酰胺酶，使β-内酰胺类抗生素结构中的β-内酰胺环裂解，从而使抗生素丧失抗菌作用；二是合成酶，如对氨基苷类耐药的革兰阴性杆菌能产生合成酶，如乙酰转移酶、磷酸转移酶、核苷转移酶，分别将乙酰基、磷酰基、核苷连接到抗生素的氨基或羟基上，使氨基苷类抗生素结构改变，失去抗菌活性。

2. 改变细菌胞浆膜通透性　耐药菌株可通过多种途径改变膜的通透性，使药物不易进入菌体内。

3. 抗菌药物作用靶位改变　①细菌改变了与抗生素结合部位的靶蛋白，降低了与抗生素的亲和力，使抗生素不易结合，导致药物抗菌失败。②细菌与药物接触后产生一种新的、原敏感菌不具有的靶蛋白，使抗生素不能与新的靶蛋白结合，失去抗菌作用。③靶蛋白数量增加，药物与靶蛋白结合后，细菌仍有足够量的靶蛋白可以维持正常功能和形态，导致细菌生长繁殖不受影响，对药物产生耐药性。

4. 细菌代谢途径的改变　如对磺胺类药物产生耐药的菌株，可产生较多的对氨基苯甲酸或二氢叶酸合成酶。

5. 影响主动流出系统　某些细菌能将进入菌体的药物泵出体外，这种泵称为主动流出系统。由于这种主动流出系统的存在及它对抗菌药物的选择性特点，使大肠埃希菌、金黄色葡萄球菌、表皮葡萄球菌、铜绿假单胞菌、空肠弯曲菌对四环素、喹诺酮类、大环内酯类、氯霉素、β-内酰胺类产生多重耐药。

第四节　抗菌药物临床应用基本原则

抗菌药物是目前临床应用最广泛的药物之一。正确合理地应用抗菌药物是提高疗效，降低不良反应发生率以及减少或减缓细菌耐药性发生的关键。

一、诊断为细菌性感染者，方有指征应用抗菌药物

根据患者的症状、体征及血、尿常规等实验室检查结果，初步诊断为细菌性感染者以及经病原检查确诊为细菌性感染者方有指征应用抗菌药物；由真菌、结核分枝杆菌、非结核分枝杆菌、支原体、衣原体、螺旋体、立克次体及部分原虫等病原微生物所致的感染亦有指征应用抗菌药物。缺乏细菌及上述病原微生物感染的证据、诊断不能成立者，以及病毒性感染者，均无指征应用抗菌药物。

二、尽早查明感染病原，根据病原种类及细菌药物敏感试验结果选用抗菌药物

抗菌药物的选用原则上应根据病原菌种类及病原菌对抗菌药物的敏感性或耐药性，即细菌药物敏感试验的结果而定。因此有条件的医疗机构必须在住院患者开始抗菌治疗前，先留取相应标本做细菌培养，以尽早明确病原菌和药敏结果。

危重患者在未获知病原菌及药敏结果前，可根据患者的发病情况、发病场所、原发病灶、基础疾病等推断最可能的病原菌，并结合当地细菌耐药状况先给予抗菌药物经验治疗；获知细菌培养及药敏结果后，对疗效不佳的患者调整给药方案。

三、按照药物的抗菌作用特点及其体内过程特点选择用药

各种抗菌药物的药效学（抗菌谱和抗菌活性）和人体药代动力学（吸收、分布、代谢和排出过程）特点不同，因此各有不同的临床适应证。临床医师应根据各种抗菌药物的上述特点，按临床适应证正确选用抗菌药物。

四、抗菌药物治疗方案应综合患者病情、病原菌种类及抗菌药物特点制订

根据病原菌、感染部位、感染严重程度和患者的生理、病理情况制订抗菌药物治疗方案，包括抗菌药物的选用品种、剂量、给药次数、给药途径、疗程及联合用药等。

五、抗菌药物的联合应用要有明确指征

单一药物可有效治疗的感染，不需联合用药，仅在下列情况时有指征联合用药：

1. 病原菌尚未查明的严重感染，包括免疫缺陷者的严重感染。

2. 单一抗菌药物不能控制的需氧菌及厌氧菌混合感染；2 种或 2 种以上的病原菌感染。

3. 单一抗菌药物不能有效控制的感染性心内膜炎或败血症等重症感染。

4. 需长程治疗，但病原菌易对某些抗菌药物产生耐药性的感染，如结核病、深部真菌病。

5. 由于药物协同抗菌作用，联合用药时应将毒性大的抗菌药物剂量减少，如两性霉素 B 与氟胞嘧啶联合治疗隐球菌脑膜炎时，前者的剂量可适当减少，从而减少其毒性反应。联合用药时宜选用具有协同或相加抗菌作用的

药物联合，如青霉素类、头孢菌素类等其他β-内酰胺类与氨基糖苷类联合，两性霉素 B 与氟胞嘧啶联合。联合用药通常采用 2 种药物联合，3 种及 3 种以上药物联合仅适用于个别情况，如结核病的治疗。此外必须注意联合用药后药物不良反应将增多。

思考题

一、名词解释

1. 化学治疗　2. 抗生素　3. 抑菌药　4. 杀菌药　5. 化疗指数
6. 耐药性　7. 二重感染　8. 抗菌后效应

二、问答题

1. 抗菌药物的作用机制有哪些？
2. 抗菌药物临床应用的基本原则有哪些？

第三十一章　β-内酰胺类抗生素的用药护理

β-内酰胺类抗生素包括青霉素类、头孢菌素类、其他β-内酰胺类和β-内酰胺酶抑制剂等。本类药物主要是作用于细菌的青霉素结合蛋白(PBPs),抑制细菌细胞壁合成,导致菌体失去渗透屏障,膨胀、裂解死亡。因哺乳动物细胞无细胞壁,所以本类药物对人和动物的毒性很小。

第一节　青霉素类抗生素

青霉素类抗生素包括天然青霉素和部分合成青霉素类。

一、天然青霉素

青霉素 G

青霉素 G 又名苄青霉素,常用其钾盐或钠盐。青霉素 G 口服易被胃酸和消化酶破坏,故不宜口服,应注射给药。其水溶液性质不稳定,应临用时配制。本药主要以原形经肾排泄,90%经肾小管分泌排泄。

【抗菌作用和临床应用】

(一)抗菌作用

青霉素 G 为窄谱抗生素。对青霉素敏感的细菌及所致感染有:

1. 革兰阳性球菌感染

(1)溶血性链球菌:咽炎、扁桃体炎、心内膜炎、丹毒、蜂窝织炎、猩红热等。

(2)肺炎链球菌:大叶性肺炎、支气管炎、脑膜炎等。

(3)葡萄球菌敏感菌株:疖、痈、骨髓炎、败血症等。

2. 革兰阴性球菌感染

(1)淋病奈瑟菌:淋病。

(2)脑膜炎奈瑟菌:脑膜炎。

3. 革兰阳性杆菌感染

(1)白喉棒状杆菌:白喉。

(2)破伤风芽孢梭菌:破伤风。

(3)产气荚膜芽孢梭菌:气性坏疽。

因青霉素 G 对细菌产生的外毒素无效,故必须及时合用相应的抗毒素。

4. 螺旋体感染　钩端螺旋体病、梅毒、回归热等。

5. 放线菌感染　放线菌病。

(二)耐药性

金黄色葡萄球菌易产生青霉素酶,破坏青霉素的β-内酰胺环,使其失去抗菌活性。

【不良反应及用药监护】

1. 过敏反应　过敏反应为主要不良反应。轻者可出现药热、皮疹、血清样反应,重者发生过敏性休克。过敏性休克的防治措施如下:

(1)问:询问患者有无青霉素过敏史,有者禁用。

(2)试:凡初次注射或者24小时以上未使用青霉素者,以及用药过程中更换不同批号或不同厂家生产的青霉素的患者均需做皮肤过敏试验。皮试阳性者禁用。

(3)观察:皮试阴性者注射后需观察30分钟,无异样方可离去。

(4)抢救:发生过敏性休克应立即皮下或肌内注射肾上腺素 0.5～1 mg,严重者应稀释后缓慢静注或滴注,必要时加入糖皮质激素和抗组胺药,可配合人工呼吸、吸氧等急救措施。

(5)静滴时选择生理盐水稀释溶解,避免饥饿状态下注射青霉素,避免局部应用,避免配伍用药。注射液需临用时现配。

2. 毒性反应　剂量过大或静滴速度过快,可致头痛、肌肉震颤、惊厥、昏迷等,称为青霉素脑病。若出现应立即停药,对症处理,给予高渗糖和糖皮质激素以防脑水肿。

3. 其他　局部反应如肌内注射可出现疼痛、红肿、硬结,注意更换注射部位,可局部热敷以促进吸收;钾盐用量过多可致高钾血症;梅毒患者应用青霉素 G 治疗后,出现全身不适、寒战、发热、咽痛、肌痛、心跳加快等症状,称为赫氏反应。

二、部分合成青霉素

部分合成青霉素是在保留天然青霉素主核的基础上加入不同的侧链或基团而得到的产物,但与青霉素 G 有交叉过敏反应。常用的部分合成青霉素分类及比较如表31-1所示。

表 31-1　常用部分合成青霉素分类及比较

分类	药物	特点
耐酸	青霉素V 非奈西林 丙匹西林	①耐酸，可口服 ②抗菌谱和抗菌活性同青霉素G ③主要用于轻度敏感菌的感染、恢复期的巩固治疗
耐酸 耐酶	苯唑西林 萘夫西林 氯唑西林 双氯西林 氟氯西林	①耐酸，可口服 ②抗菌谱同青霉素G，但抗菌活性不及青霉素G；耐酶，对青霉素G产生耐药性的金黄色葡萄球菌有效 ③主要用于对青霉素G产生耐药性的金黄色葡萄球菌感染
广谱	氨苄西林 阿莫西林 匹氨西林 巴氨西林 美坦西林	①耐酸，可口服 ②抗菌谱广，对革兰阳性菌和革兰阴性菌均有效，但对铜绿假单胞菌无效；不耐酶，对耐药金葡菌无效；对球菌、革兰阳性杆菌、螺旋体作用不及青霉素G ③主要用于敏感菌所致的呼吸道、尿路、胃肠道感染及伤寒治疗等
抗铜绿假单胞菌广谱类	羧苄西林 哌拉西林 磺苄西林 呋布西林 替卡西林 美洛西林	①不耐酸，不耐酶 ②广谱抗生素，对铜绿假单胞菌作用强；本类中哌拉西林较强 ③主要用于治疗铜绿假单胞菌、大肠埃希菌、流感杆菌、伤寒沙门菌、变形杆菌等所致呼吸道、尿路、胆道感染等
抗革兰阴性杆菌	美西林 替莫西林 匹美西林	①对革兰阴性杆菌作用强，对革兰阳性菌作用弱 ②对铜绿假单胞菌无效

第二节　头孢菌素类抗生素

目前临床应用的头孢菌素类抗生素多为在头孢菌素主核上连上不同侧链

而合成的部分合成抗生素。本类抗生素具有杀菌力强、抗菌谱广、对β-内酰胺酶较稳定及过敏反应少（与青霉素仅有部分交叉过敏现象）等特点。根据其抗菌谱、抗菌强度、对β-内酰胺酶的稳定性及对肾脏的毒性可分为四代，如表31-2所示。

表 31-2　　常用头孢菌素特点及应用

代次	药物	主要特点	临床应用
第一代	头孢噻吩（先锋Ⅰ） 头孢噻啶（先锋Ⅱ） 头孢氨苄（先锋Ⅳ） 头孢唑啉（先锋Ⅴ） 头孢拉定（先锋Ⅵ） 头孢羟氨苄 头孢匹林	①对革兰阳性菌作用较第二、三代强，但对革兰阴性菌的作用差，对铜绿假单胞菌无效 ②对β-内酰胺酶稳定性差 ③对肾脏有一定毒性 ④其中头孢氨苄、头孢拉定、头孢羟氨苄可口服	主要用于治疗敏感菌所致呼吸道和尿路感染、皮肤及软组织感染
第二代	头孢孟多 头孢呋辛 头孢克洛 头孢替安 头孢尼西	①对革兰阳性菌作用略逊于第一代，对革兰阴性菌作用比第一代强，对厌氧菌有一定作用，对铜绿假单胞菌无效 ②对多种β-内酰胺酶较稳定 ③对肾脏毒性较小 ④其中头孢呋辛酯、头孢克洛可口服	可用于治疗敏感菌所致肺炎、胆道感染、菌血症、尿路感染、其他组织器官感染等。
第三代	头孢噻肟 头孢唑肟 头孢曲松 头孢地嗪 头孢他啶 头孢哌酮 头孢匹胺 头孢克肟	①对革兰阳性菌作用不及第一、二代，对革兰阴性菌包括肠杆菌类、铜绿假单胞菌及厌氧菌有较强作用 ②对β-内酰胺酶有较高稳定性 ③对肾脏基本无毒性	可用于危及生命的败血症、脑膜炎、肺炎、骨髓炎、尿路严重感染的治疗，能有效控制严重的铜绿假单胞菌感染
第四代	头孢匹罗 头孢吡肟 头孢利定	①对革兰阳性菌和革兰阴性菌均有高效 ②对β-内酰胺酶高度稳定 ③无肾脏毒性	可用于治疗对第三代头孢菌素耐药的严重感染

【不良反应及用药监护】

1. 过敏反应　多表现为皮疹、荨麻疹等，过敏性休克少见，但与青霉素类有交叉过敏现象。防治措施同青霉素。

2. 肾毒性　第一、二代可损伤近曲小管细胞，可引起血尿素氮和肌酐升高，避免与具有肾毒性的药物如氨基苷类、强效利尿剂合用。

3. 口服可发生胃肠反应，静脉给药可发生静脉炎。

4. 其他　第三、四代可见二重感染。头孢孟多、头孢哌酮可引起低凝血酶原症或血小板减少导致出血，可应用维生素 K 防治。

5. 与乙醇同用时可产生“醉酒样”反应，故本类药物在应用期间或停药 3 天内应忌酒。

第三节　其他β-内酰胺类抗生素

其他 β-内酰胺类抗生素还有碳青霉烯类、头孢霉素类、氧头孢烯类、单环 β-内酰胺类。

一、碳青霉烯类

1. 药物　亚胺培南、美罗培南、帕尼培南、厄他培南、法罗培南等。

2. 特点　抗菌谱很广，革兰阳性菌、革兰阴性菌、需氧菌及厌氧菌、多重耐药革兰阴性菌等作用强；对嗜麦芽窄食单胞菌、MRSA 及洋葱假单胞菌作用差。酶稳定性强，对 ESBLs(超广谱 β-内酰胺酶)和 Amp C(C 类头孢菌素酶)稳定；在体内易被脱氢肽酶水解失活，常与脱氢肽酶抑制药西司他丁合用。目前临床主要用于治疗其他药物疗效不佳的严重感染。常见不良反应为恶心、呕吐、腹泻、药疹、静脉炎等。药量过大可致惊厥、意识障碍等严重中枢神经系统反应，以及肾损害。

二、头孢霉素类

1. 药物　头孢西丁、头孢美唑、头孢替坦、头孢拉宗、头孢米诺等。

2. 特点　抗菌谱广，对革兰阳性和革兰阴性菌均有较强杀灭作用，与第二代头孢菌素相似，对厌氧菌有高效，对 β-内酰胺酶高度稳定。常见不良反应有皮疹、静脉炎、蛋白尿等。

三、氧头孢烯类

1. 药物　拉氧头孢、氟氧头孢。

2. 特点　抗菌谱广，抗菌作用强，与第三代头孢菌素相似，对β-内酰胺酶极稳定。主要用于治疗尿路、呼吸道、妇科、胆道感染及脑膜炎、败血症。不良反应以皮疹多见。

四、单环β-内酰胺类

1. 药物　氨曲南。

2. 特点　对革兰阴性菌作用强大，对革兰阳性菌、厌氧菌作用弱，具耐酶、低毒特点。临床用于大肠埃希菌、沙门菌属、克雷伯菌和铜绿假单胞菌所致的下呼吸道、尿路、软组织感染及脑膜炎、败血症的治疗。不良反应少而轻。

第四节　β-内酰胺酶抑制剂及常用复方制剂

一、药物

克拉维酸（棒酸）、舒巴坦、他唑巴坦等。

二、特点

1. 本类药物抗菌作用弱，但可抑制β-内酰胺酶，从而保护了β-内酰胺类抗生素的活性，所以常与β-内酰胺类抗生素合用，以增强后者药效。

2. 对不产酶的细菌无增强效果。

3. 与配伍的抗生素合用时，两药应具有相似的药代动力学特征，以便更好地发挥协同作用。

4. 随着细菌产酶情况的不断变化，酶抑制药结合能力和抑制效果也会发生相应的变化，临床应用时须密切观察。

三、β-内酰胺类抗生素常用复方制剂

复方阿莫西林（奥格门汀、安灭菌）：阿莫西林＋克拉维酸。

复方替卡西林（替门汀、特美汀）：替卡西林＋克拉维酸。

舒他西林（优立新）：氨苄西林＋舒巴坦。

舒普深：头孢哌酮＋舒巴坦。

新治菌:头孢噻肟+舒巴坦。
特治星:哌拉西林+他唑巴坦。
泰能:亚胺培南+西司他丁。
克倍宁:帕尼培南+倍他米隆。
凯力达:阿莫西林+双氯西林。
新灭菌:阿莫西林+氟氯西林。

思考题

一、选择题

1. β-内酰胺类抗生素的抗菌作用机制主要是　（　）
   A. 抑制细菌蛋白质的合成
   B. 抑制细菌细胞壁的合成
   C. 抑制细菌核酸合成
   D. 影响细菌胞浆膜的通透性
   E. 干扰细菌叶酸代谢
2. 青霉素 G 不适于下列哪种病原体的感染　（　）
   A. 白喉杆菌　B. 螺旋体　C. 脑膜炎奈瑟菌
   D. 肺炎球菌　E. 流感嗜血杆菌
3. 下列对铜绿假单胞菌有效的药物是　（　）
   A. 苯唑西林　B. 哌拉西林　C. 头孢呋辛
   D. 氨苄西林　E. 头孢氨苄
4. 急性淋巴管炎宜首选　（　）
   A. 庆大霉素　B. 青霉素　C. 红霉素
   D. 卡那霉素　E. 氨苄西林
5. 下列药物有抑制 β-内酰胺酶作用的是　（　）
   A. 头孢西丁　B. 亚胺培南　C. 拉氧头孢
   D. 舒巴坦　E. 美西林
6. 头孢菌类的不良反应不包括　（　）
   A. 过敏反应　B. 肾毒性　C. 胃肠反应
   D. 肝毒性　E. “醉酒样”反应
7. 伤寒宜选用的药物是　（　）
   A. 青霉素　B. 苯唑西林　C. 青霉素 V
   D. 氨苄西林　E. 头孢拉定

二、分析题

患者李某，因化脓性扁桃体炎就诊，给予青霉素治疗。给药后 1 分钟，患者出现面色苍白、烦躁不安、脉搏细弱，血压 75/60 mmHg，并有呼吸困难。患者可能发生了什么不良反应？临床上为防止该种不良反应，应采取哪些措施？针对该患者应如何处理？

第三十二章 大环内酯类、林可霉素类及多肽类抗生素的用药护理

第一节 大环内酯类抗生素

本类抗生素有大环内酯结构，通过抑制细菌蛋白质合成而发挥抑菌作用。同类药间有交叉耐药性。

常用药物有天然品（红霉素、麦迪霉素、麦白霉素、螺旋霉素等）和人工半合成品（罗红霉素、克拉霉素、阿奇霉素等）。

红霉素

【作用和应用】

1. 抗菌谱 红霉素主要对革兰阳性菌（金葡菌、肺炎链球菌）有强大的抗菌作用，对某些革兰阴性菌如脑膜炎奈瑟菌、淋病奈瑟菌、流感杆菌、百日咳杆菌、军团菌、布氏杆菌、螺杆菌及肺炎支原体也有抑制作用。不耐酸，在碱性环境中抗菌作用强。

2. 应用 红霉素主要用于对β-内酰胺类耐药的革兰阳性球菌（尤其是金黄色葡萄球菌）感染者和对青霉素过敏者，是治疗百日咳、支原体肺炎等的首选药。

【不良反应及用药监护】

1. 局部刺激 红霉素口服可引起胃肠反应，如恶心、呕吐、腹部不适等，饭后服可减轻，为防红霉素因食物影响减少吸收，一般在进食后间隔 1 小时服药；静滴易发生血栓性静脉炎，宜缓慢滴注。

2. 肝损害 应用红霉素的患者可出现转氨酶升高、肝大、黄疸等，一般于停药后数日可自行恢复。

3. 耳毒性 大剂量个别患者可出现耳鸣、暂时性耳聋等。

4. 过敏反应　偶有过敏性药疹、药热等。

5. 乳糖酸红霉素不能用生理盐水稀释，易析出沉淀，应先用灭菌注射用水进行溶解，再用5%葡萄糖液稀释后滴注。

6. 服药前和服药时不宜饮用酸性饮料如橘汁，以免降低疗效。

克拉霉素

克拉霉素抗菌活性强于红霉素，对酸稳定，且不受进食影响，在体内分布广泛且组织中浓度较高，不良反应较红霉素低。

阿奇霉素

阿奇霉素抗菌谱较红霉素广，增加了对革兰阴性菌的作用，抗菌活性较强，半衰期长，每日仅需给药一次。可用于治疗敏感菌所致呼吸道、皮肤及软组织感染。不良反应轻，常见胃肠反应。肝功不全者、孕妇、哺乳妇女慎用。

第二节　林可霉素类抗生素

本类药物包括林可霉素（洁霉素）和克林霉素（氯林可霉素、氯洁霉素）等，克林霉素作用优于林可霉素。其抗菌谱与红霉素相似，主要对革兰阳性菌作用强，对革兰阴性菌作用差，此外，对各类厌氧菌有强大抗菌作用。最大特点是易透入骨组织中，对急、慢性骨髓炎疗效好。可用于厌氧菌所致的口腔、腹腔和妇科感染，也用于对青霉素过敏的革兰阳性菌感染者。不良反应轻，常见胃肠道反应。不宜与大环内酯类合用，以免产生拮抗作用。

第三节　多肽类抗生素

一、万古霉素类

万古霉素类包括万古霉素、去甲万古霉素和替考拉宁。过去因毒性较大而使用较少，但目前却因能杀灭耐甲氧西林金黄色葡萄球菌（MRSA）和耐甲氧西林表皮葡萄球菌（MRSE）而得到广泛应用。

本类药物对革兰阳性菌有强大杀灭作用，尤其是MRSA和MRSE。临床仅用于治疗严重革兰阳性菌感染，特别是MRSA和MRSE、肠球菌属所致感染，如败血症、心内膜炎、骨髓炎等。

万古霉素和去甲万古霉素毒性较大，替考拉宁较小。主要有耳毒性，表现为耳鸣、听力减退，甚至耳聋，多数及早停药可恢复；也有肾毒性，主要损伤肾小管，出现蛋白尿和管型尿、少尿、血尿，甚至肾衰。应避免与有耳毒性和肾毒性的药物合用。偶见斑块皮疹和过敏性休克。

二、多黏菌素类

临床应用的有多黏菌素 B、多黏菌素 E、多黏菌素 M。

本类药物为窄谱慢效杀菌药，只对革兰阴性杆菌具强大作用，包括铜绿假单胞菌。不易耐药，一旦出现则有交叉耐药。主要用于治疗铜绿假单胞菌引起的败血症、泌尿道和烧伤创面感染。还可用于大肠埃希菌、肺炎杆菌等革兰阴性杆菌引起的全身感染，如脑膜炎、败血症。与利福平、磺胺类和甲氧苄啶等合用，可以提高治疗多重耐药的革兰阴性杆菌导致的医院内感染的疗效。口服用于肠道术前准备和消化道感染；局部用于创面、五官、呼吸道、泌尿道及鞘内革兰阴性杆菌感染。

不良反应常见肾毒性，多发生于用药后 4 天。主要损伤肾小管上皮细胞，表现为蛋白尿、血尿、管型尿、氮质血症，严重时出现急性肾小管坏死、肾衰。神经毒性表现程度不同，轻者为头晕、面部麻木和周围神经炎，重者出现意识混乱、昏迷、共济失调、可逆性神经肌肉麻痹等，停药后可消失。此与剂量有关，多出现于手术后、合用麻醉药、镇静药或神经肌肉阻滞药，以及患有低血钙、缺氧、肾病者。新斯的明抢救无效，只能人工呼吸，钙剂可能有效。也可见过敏反应包括瘙痒、皮疹、药热等，吸入给药可引起哮喘。

三、杆菌肽类

杆菌肽是从枯草杆菌培养液中分离获得的，为含噻唑环的多肽类抗生素的混合物，主要成分为杆菌肽 A。本品对革兰阳性菌有强大的抗菌作用，对耐 β-内酰胺酶的细菌也有作用；对革兰阴性球菌、螺旋体、放线杆菌等也有一定作用；对革兰阴性杆菌无作用。细菌对其耐药性产生缓慢，耐药菌株少见，与其他抗生素无交叉耐药性发生。本药口服不吸收，故只能注射给药，由于该药严重的肾损害副作用，故临床仅用于局部抗感染，其优点是刺激性小，过敏反应少。

思考题

一、选择题

1. 下列不宜用生理盐水溶解的药物是　　　　（　　）

   A. 青霉素　　B. 庆大霉素　　C. 头孢菌素

   D. 红霉素　　E. 四环素

2. 耐药金葡菌感染不宜选用 （ ）

A. 红霉素 B. 克林霉素 C. 头孢呋辛

D. 阿莫西林 E. 苯唑西林

3. 红霉素不适于下列病原体感染的是 （ ）

A. 百日咳杆菌 B. 流感杆菌 C. 支原体

D. 布氏杆菌 E. 铜绿假单胞菌

4. 支原体肺炎宜首选 （ ）

A. 青霉素 B. 第一代头孢菌素 C. 万古霉素

D. 红霉素 E. 克林霉素

5. 治疗急慢性骨髓炎宜首选 （ ）

A. 庆大霉素 B. 四环素 C. 万古霉素

D. 红霉素 E. 克林霉素

6. 耳毒性、肾毒性突出的药物是 （ ）

A. 头孢菌素 B. 四环素 C. 万古霉素

D. 红霉素 E. 克林霉素

二、分析题

患者王某，因发热、头痛、咳嗽就诊，诊断为急性支气管炎，青霉素皮试（+），静脉给予红霉素治疗。如何做好用药监护？

第三十三章　氨基苷类抗生素的用药护理

氨基苷类抗生素根据来源分为两大类：一类是天然的，如链霉素、庆大霉素、卡那霉素、妥布霉素、巴龙霉素、大观霉素、新霉素、小诺米星、西索米星等；另一类为半合成品，如阿米卡星、奈替米星、依替米星、异帕米星等。

一、氨基苷类抗生素的共性

1. 口服难吸收，仅用于治疗肠道感染。全身感染必须注射给药，碱化尿液，增强抗菌活性。

2. 抑制细菌蛋白质合成的全过程，静止期杀菌剂。抗菌谱较广，对需氧革兰阴性菌作用强。

3. 本类药物之间有部分或完全交叉耐药性。

4. 不良反应

(1)耳毒性：对第八对脑神经的损伤，包括前庭神经和耳蜗神经，严重时可致永久性耳聋。

(2)肾毒性：可引起蛋白尿、管型尿、血尿等，以新霉素最强，停药后一般可恢复。

(3)过敏反应：可出现皮疹、药热等，严重过敏性休克以链霉素最突出。

(4)阻断神经肌肉接头：可出现肌肉麻痹、四肢无力，严重时可引起呼吸停止。

二、用药监护

1. 用药期间应注意询问患者有无眩晕、耳鸣等症状，发现时应立即停药。

2. 用药超过 5 天应注意查尿，以观察肾功能变化。

3. 不宜与具有耳毒性的药物如呋塞米、依他尼酸等合用，防止耳毒性的增强；也不宜与多黏菌素类等具有肾毒性的药物合用。

4. 应用链霉素等易致过敏反应的氨基苷类药物时，应备好新斯的明和葡萄糖酸钙等解救药，其他措施同青霉素过敏性休克防治措施。

5. 一旦发生神经肌肉阻断现象，应静脉给予葡萄糖酸钙解救，也可用新斯的明。

6. 肾功能不全、老年患者、孕妇禁用。

三、常用药物

链霉素

本药对多种革兰阴性杆菌作用强，对结核杆菌也有杀灭作用，因耐药菌株增多、毒性大，目前临床主要可作为抗结核病的一线药物；治疗鼠疫与兔热病的首选药；与青霉素配伍用于治疗草绿色链球菌等引起的心内膜炎

不良反应以耳毒性多见，肾损害较少见。可引起过敏反应，给药速度过快可出现口周和肢端麻木等急性毒性反应。

庆大霉素

庆大霉素是氨基苷类中的首选药物，抗菌谱广，对多数革兰阴性杆菌有杀灭作用，对铜绿假单胞菌作用较强，对耐青霉素的金黄色葡萄球菌及肺炎支原体也有效。易产生耐药性，但停药后敏感性可逐渐恢复。不良反应多见肾毒性，有耳毒性和神经肌肉阻滞，偶见过敏反应。

阿米卡星

阿米卡星又名丁胺卡那霉素，抗菌谱较广，对铜绿假单胞菌作用较强，最大优点是具有较好的耐酶性能，故对其他氨基苷类抗生素耐药的细菌感染仍可选用本药。不良反应主要是耳毒性。

思考题

一、选择题

1. 一肺结核患者应用链霉素抗结核治疗，1 个月后出现耳鸣，继而听力减退。该患者出现了（　　）

A. 神经系统反应　B. 肝毒性　C. 肾毒性
D. 耳毒性　E. 过敏反应

2. 庆大霉素不适于治疗（　　）

A. 铜绿假单胞菌感染　B. 对青霉素耐药金葡菌感染
C. 肺结核　D. 尿路感染
E. 革兰阴性杆菌败血症

3. 鼠疫宜首选 ( )

A. 青霉素 B. 红霉素 C. 万古霉素

D. 链霉素 E. 克林霉素

4. 下列药物不需做过敏试验的是 ( )

A. 青霉素 B. 红霉素 C. 头孢菌素

D. 链霉素 E. 氨苄西林

5. 与呋塞米合用可增强耳毒性的药物是 ( )

A. 青霉素 B. 红霉素 C. 头孢菌素

D. 阿米卡星 E. 克林霉素

6. 一老年男性患者因尿路感染，应用庆大霉素治疗，1 周后出现蛋白尿、管型尿、少尿。患者发生了 ( )

A. 神经肌肉阻滞 B. 肝毒性 C. 肾毒性

D. 耳毒性 E. 过敏反应

二、分析题

患者王某，18 岁，近期出现发热、乏力、纳差等症状，查体消瘦、面色苍白、脾大、瘀点，心脏听诊可闻及杂音，血培养为草绿色链球菌，诊断为细菌性心内膜炎，给予青霉素 G 与链霉素合用。如何做好用药护理？

第三十四章　四环素类和氯霉素的用药护理

第一节　四环素类

本类药物在酸性溶液中较稳定，在碱性溶液中易破坏，临床一般用其盐酸盐。包括天然四环素类，如四环素、土霉素（氧四环素）、金霉素（氯四环素）、地美环素（去甲金霉素）等，和半合成四环素类，如美他环素（甲烯土霉素）、多西环素（强力霉素、脱氧土霉素）和米诺环素（二甲胺四环素）。本类药物的抗菌谱、抗菌作用机制和临床应用相似，属快效抑菌药。药物的抗菌活性依次为：米诺环素＞多西环素＞美他环素＞地美环素＞四环素＞土霉素。近年来耐药菌株日渐增多，四环素、土霉素、金霉素之间为完全交叉耐药，但是对天然四环素耐药的细菌对半合成四环素可能仍敏感。

四环素

【性质】

四环素易与 Ca^{2+}、Mg^{2+}、Al^{3+}、Fe^{3+}、Fe^{2+} 等多价金属离子形成配合物而妨碍吸收。

【抗菌作用和临床应用】

四环素抗菌谱广，对革兰阳性菌、革兰阴性菌、肺炎支原体、立克次体、衣原体、螺旋体、放线菌及阿米巴原虫等（“三菌四体一原虫”）有抑制作用。

由于耐药菌株的增多及不良反应，四环素一般不做首选药，对立克次体感染（恙虫病、斑疹伤寒）有特效。

【不良反应及用药监护】

1. 局部刺激症状　口服可出现恶心、呕吐、厌食、腹部不适等，饭后或与食物同服可减轻。不宜与含多价金属阳离子食物、牛奶、豆制品、抗酸药等同服，至少应间隔 1～2 小时服用。因局部刺激性强，不宜作肌内注射。

2. 二重感染　这多见于老年人、幼儿、机体抵抗力低下及长期应用糖皮质激素、抗肿瘤药物等的患者。以白色念珠菌引起的鹅口疮、肠炎多见，可用抗真菌药治疗。还可见耐药金葡菌引起的伪膜性肠炎，可出现剧烈腹泻、脱水，甚至休克，应用其他有效抗生素治疗。

3. 影响骨、牙生长　四环素可引起牙齿黄染和牙釉质发育不全，并可抑制骨骼生长。孕妇、哺乳妇女及 8 岁以下小儿禁用。

4. 其他反应　大剂量长期应用可引起肝、肾损害。偶见药热、皮疹等过敏反应。

第二节　氯霉素

氯霉素又名左霉素。

【抗菌作用】

氯霉素的抗菌谱广，对革兰阴性菌的抗菌作用强于阳性菌，尤其对伤寒沙门菌、脑膜炎奈瑟菌等作用强，属抑菌药；对革兰阳性菌的抗菌活性不如青霉素类和四环素类。氯霉素对立克次体、衣原体、支原体等有效，对结核分枝杆菌、真菌和原虫无效。耐药性产生较慢。

【临床应用】

氯霉素对造血系统可能产生致命的毒性，须严格掌握适应证。

1. 全身感染　伤寒首选喹诺酮类或第三代头孢菌素，具有速效、低毒、复发少和痊愈后不带菌等特点。由于氯霉素成本低廉，某些国家和地区仍可作为伤寒、副伤寒的首选用药，也可用于立克次体重度感染（斑疹伤寒、Q 热和恙虫病等）。

2. 局部滴眼　氯霉素可用于各种敏感菌所致的眼内感染、全眼球感染、沙眼、结膜炎等。

【不良反应及用药监护】

1. 抑制骨髓造血功能　此为氯霉素最严重的毒性反应。①可逆性血细胞减少：较常见，发生率和严重程度与剂量大小或疗程长短有关；表现为贫血、白细胞减少症或血小板减少症。②再生障碍性贫血：发病率与用药量、疗程无关，一次用药亦可发生；发生率低（1/30000），但死亡率很高。用药期间应定期查血象，密切观察并避免长期用药。

2. 灰婴综合征　早产儿和新生儿肝脏缺乏葡萄糖醛酸转移酶，肾排泄功能低下，对氯霉素解毒能力差，药物剂量过大可致中毒。患儿表现为循环衰竭，呼吸困难，进行性血压下降，皮肤苍白和发绀，故称灰婴综合征。一般发生于治疗的第2～9天，症状出现两天内的死亡率可高达40%。婴儿应慎用并加强用药观察。

3. 其他　胃肠反应、二重感染、中毒性精神病、溶血性贫血（葡萄糖-6-磷酸脱氢酶缺陷者）等。

4. 肝肾功能损伤者、葡萄糖-6-磷酸脱氢酶缺陷者、新生儿、早产儿、孕妇、哺乳期妇女不宜使用。

甲砜霉素

甲砜霉素又名甲砜氯霉素、硫霉素，抗菌谱、抗菌活性与氯霉素相似；主要适应证及主要不良反应与氯霉素相同。与氯霉素之间完全交叉耐药，但是细菌对甲砜霉素的耐药性发展较慢。主要用于治疗轻症感染，一般不用于细菌性脑膜炎。甲砜霉素的血液系统毒性主要表现为可逆性血细胞减少，发生率高于氯霉素。未见本药诱发致死性再生障碍性贫血和灰婴综合征的报道。

思考题

一、选择题

1. 影响氯霉素应用的最严重不良反应是（　　）

A. 二重感染　B. 肝损害　C. 肾毒性
D. 骨髓抑制　E. 中毒性精神病

2. 不适于治疗铜绿假单胞菌感染的药物是（　　）

A. 哌拉西林　B. 庆大霉素　C. 头孢哌酮
D. 四环素　E. 环丙沙星

3. 可引起幼儿牙釉质发育不良并黄染的药物是（　　）

A. 阿奇霉素　B. 庆大霉素　C. 林可霉素
D. 四环素　E. 氯霉素

4. 立克次体感染宜首选的药物是（　　）

A. 红霉素　B. 庆大霉素　C. 林可霉素
D. 四环素　E. 青霉素

二、问答题

1. 一缺铁性贫血患者在应用硫酸亚铁治疗期间，患有呼吸道感染，给予四环素治疗是否合理？为什么？

2. 简述四环素类及氯霉素常见的不良反应。

第三十五章　人工合成抗菌药的用药护理

第一节　喹诺酮类抗菌药

一、概述

喹诺酮类药物分为四代：

第一代：萘啶酸，国内已不再用。

第二代：吡哌酸，主要对革兰阴性杆菌作用强，可用于治疗泌尿道、肠道感染。

第三代：氟喹诺酮类，如诺氟沙星、环丙沙星、氧氟沙星、左氧氟沙星、洛美沙星、氟罗沙星、司帕沙星等。

第四代：莫西沙星、加替沙星、吉米沙星、加雷沙星等。

其中第三、四代药物结构中含氟，称为氟喹诺酮类，本节主要介绍的是氟喹诺酮类。

【氟喹诺酮类药物作用特点】

1. 本类药为广谱杀菌药，第三代对革兰阴性菌作用强于革兰阳性菌，包括铜绿假单胞菌；第四代除保留了对革兰阴性菌的良好抗菌活性外，还加强了对革兰阳性菌、结核分枝杆菌、军团菌、衣原体、支原体、厌氧菌的抗菌活性。同类药之间存在交叉耐药性，与其他药物之间无明显交叉耐药性。

2. 抑制敏感菌的DNA回旋酶和拓扑异构酶Ⅳ，阻止DNA的复制。

3. 本类药物用于治疗敏感菌所致呼吸道、泌尿道、肠道感染及前列腺炎等。可作为急、慢性骨髓炎和化脓性关节炎治疗的首选；并可替代氯霉素作为治疗伤寒的首选药。

【不良反应及用药监护】

1. 消化道反应　患者可见恶心、呕吐、腹痛、腹泻等，一般不严重，可耐受。

2. 中枢神经系统反应　轻者头晕、头痛、失眠，重者出现精神异常、惊厥等。静脉滴注速度不宜过快。有癫痫病史者禁用。

3. 骨、关节病变　患者可出现关节肿胀和疼痛，影响软骨发育，故小儿和孕妇、哺乳妇禁用。

4. 光敏反应　患者表现为光照部位的皮肤出现瘙痒性红斑，重者可出现皮肤糜烂。用药期间应避免日光直射，严重者须住院治疗。

5. 心脏毒性　此毒性少见但严重，可出现 Q-T 间期延长、尖端扭转室性心动过速、室颤等。

6. 其他　过敏反应、肝毒性等。

7. 氟喹诺酮类宜在规定时间空腹服用，服药后多饮水。如需同服抗酸药应间隔 2～4 小时，因其可与含铝、镁等多价阳离子的抗酸药形成难溶性物质，影响其吸收。服药期间不宜饮用咖啡、浓茶，以免导致失眠、心动过速。

二、常用药物

诺氟沙星

诺氟沙星又名氟哌酸，是第一个应用于临床的氟喹诺酮类药物，抗菌作用强，对革兰阴性菌如大肠埃希菌、志贺菌、弯曲菌、沙门菌、奈瑟菌等极为有效。临床主要用于治疗敏感菌所致胃肠道、泌尿道感染，大多数厌氧菌对其耐药。

环丙沙星

环丙沙星又名环丙氟哌酸。口服生物利用度较高，组织穿透力强，分布广。抗菌谱广，对铜绿假单胞菌、流感杆菌等革兰阴性菌的作用活性高于多数氟喹诺酮类，多数厌氧菌对环丙沙星不敏感。主要用于治疗对其他抗菌药产生耐药性的革兰阴性菌所致的呼吸道、泌尿道、消化道、骨关节和皮肤软组织感染。对于必须使用喹诺酮类药物的患儿，国外多采用环丙沙星。因可诱发跟腱炎和跟腱断裂，故老年人和运动员慎用。

左氧氟沙星

左氧氟沙星抗菌谱很广，抗菌活性强，口服吸收良好，血药浓度高，分布广。临床主要用于治疗敏感菌引起的各种急慢性感染和难治性感染。目前也用于少数多重耐药慢性结核患者的复治。不良反应少而轻，多为皮疹、消化道反应等。

司帕沙星

司帕沙星半衰期较长，抗菌谱广，抗菌活性强，对革兰阳性菌、厌氧菌、结核分枝杆菌、衣原体和支原体的作用明显优于环丙沙星，对革兰阴性菌作用与氧氟沙星相近。临床用于治疗敏感菌所致呼吸道、泌尿道、骨关节、皮肤软组织等感染，也可用于异烟肼、利福平耐药结核菌感染的结核病治疗。

第二节　磺胺类药物

磺胺类药物是最早用于治疗全身性感染的人工合成抗菌药，因抗生素和喹诺酮类药物的快速发展，其临床应用明显减少，但由于其具有使用方便、价格低廉等优点，因此在抗感染治疗中仍有一定位置。

【抗菌作用】

1. 抗菌机制　细菌需要利用对氨基苯甲酸（PABA）等物质在二氢叶酸合成酶的作用下合成二氢叶酸，而磺胺类药物与 PABA 竞争性拮抗二氢叶酸合成酶，干扰细菌叶酸代谢，影响菌体核酸和蛋白质的合成，从而抑制细菌的生长繁殖。

2. 广谱抗菌药，对立克次体、支原体、螺旋体无效。磺胺甲恶唑对伤寒沙门菌，磺胺米隆、磺胺嘧啶银对铜绿假单胞菌均有较强的抑制作用。

3. 易产生耐药性，各药之间有交叉耐药性。

【分类、特点、临床应用】

1. 全身感染　选用磺胺异恶唑（SIZ）、磺胺甲恶唑（SMZ，新诺明）、磺胺嘧啶（SD）、磺胺多辛（SDM，周效磺胺）等。其中磺胺嘧啶血浆蛋白结合率低，易透过血-脑屏障，曾作为治疗流行性脑脊髓膜炎的首选药；磺胺甲恶唑是用于治疗呼吸道、消化道、泌尿道感染等的常用药。

2. 肠道感染　柳氮磺砒啶口服难吸收，在肠道中分解出磺胺吡啶和 5-氨基水杨酸，发挥抗菌、抗炎、免疫抑制作用，用于溃疡性和局限性结肠炎的治疗。

3. 外用磺胺药

（1）磺胺米隆、磺胺嘧啶银、磺胺嘧啶锌：适用于防治烧伤、烫伤等创面感染。

（2）磺胺醋酰钠：穿透力强，适用于防治沙眼、结膜炎和角膜炎。

【不良反应及用药监护】

1. 肾损害　磺胺类药物及其代谢产物溶解度低，易析出结晶，尿液呈酸性时尤易发生。可出现血尿、尿痛、尿闭和蛋白尿等症状。防治措施：①同服等量碳酸氢钠以碱化尿液，多饮水稀释尿液。②用药期间定期查尿并避免长期用药。③老年人及肝肾功能不全者慎用或禁用。

2. 过敏反应　较多见，常见药热、皮疹，也可见剥脱性皮炎、多形性红斑。用药前应询问过敏史，发现过敏现象应立即停药，必要时给予抗过敏药物治疗。

3. 抑制造血功能　磺胺类药物可导致白细胞、粒细胞、血小板减少，长期用药应检查血常规。

4. 中枢反应　患者可有头晕、乏力等，服药期间不宜从事驾驶及高空作业。

5. 其他　恶心、呕吐等消化系统反应；因本药可与胆红素竞争结合血浆蛋白，使血中游离胆红素升高，加重新生儿黄疸，所以新生儿、早产儿、孕妇慎用。

第三节　甲氧苄啶

甲氧苄啶（TMP）又名磺胺增效剂，抑菌药，抗菌谱与磺胺类药物相似，通过抑制细菌二氢叶酸还原酶，干扰叶酸代谢发挥抑菌作用。单用易耐药，与磺胺药同用可延缓细菌耐药性的产生。其中与磺胺甲恶唑组成的复方制剂——复方磺胺甲恶唑（SMZ＋TMP）常用于治疗呼吸道、泌尿道、消化道感染。不良反应可见巨幼红细胞性贫血、白细胞及血小板减少，应注意查血象，必要时给予甲酰四氢叶酸治疗。

第四节　硝基咪唑类

硝基咪唑类常用药物包括甲硝唑（灭滴灵）、替硝唑、奥硝唑等。

甲硝唑

【作用和临床应用】

1. 抗厌氧菌　甲硝唑对大多数厌氧菌包括革兰阴性厌氧杆菌、革兰阳性厌氧芽孢梭菌和所有的厌氧球菌均有杀灭作用，对脆弱类杆菌尤为敏感。临床主要用于治疗厌氧菌引起的口腔、腹腔、女性生殖系统、下呼吸道、骨和关节等部位的感染。对幽门螺杆菌感染引起的消化性溃疡以及四环素耐药的难辨梭状芽孢杆菌感染所致的假膜性肠炎也有特殊疗效。

2. 抗阿米巴原虫　甲硝唑是治疗肠内、肠外阿米巴病的首选药。

3. 抗滴虫　甲硝唑是治疗阴道滴虫的首选药。

4. 抗贾第鞭毛虫　甲硝唑是目前最有效的治疗药物。

【不良反应及用药监护】

1. 消化道反应　患者可有恶心、腹泻、舌炎、口有金属味等。

2. 神经系统反应　长期大剂量应用可出现肢端麻木、感觉异常、共济失调等。若出现须报告医生停药。

3. 过敏反应　少数人可见荨麻疹、白细胞减少等。

4. 致癌、致畸胎。

5. 用药期间和停药1周内，禁用含乙醇饮料，并减少钠盐摄入量。孕妇、哺乳妇禁用。

第五节　硝基呋喃类

呋喃妥因

呋喃妥因又名呋喃坦啶，对多数革兰阳性菌和阴性菌具有抑菌或杀菌作用，耐药菌株形成缓慢，与其他类别抗菌药之间无交叉耐药，但是铜绿假单胞菌和变形杆菌属对呋喃妥因不敏感。仅用于治疗泌尿道感染。常见不良反应为恶心、呕吐及腹泻；偶见皮疹、药热等过敏反应。大剂量或长期应用引起头痛、头晕和嗜睡等，甚至造成周围神经炎，表现为末梢感觉异常、疼痛、乏力、肌肉萎缩。长期使用也可造成肺损伤，如肺浸润或肺纤维化。葡萄糖-6-磷酸脱氢酶缺乏者可引起溶血性贫血。

呋喃唑酮

呋喃唑酮又名痢特灵，抗菌谱与呋喃妥因相似。主要用于治疗肠炎、胃及十二指肠溃疡。不良反应同呋喃妥因。

呋喃西林

呋喃西林仅用作表面消毒剂，用于化脓性中耳炎、伤口感染等。

思考题

一、选择题

1. 磺胺类药物肾损害防治措施不包括　　(　　)

　A. 多饮水　B. 碱化尿液　C. 长期用药须定期查尿

　D. 宜少量间歇用药　E. 老年人及肾功能不全者慎用或禁用

2. 小儿禁用喹诺酮类药物的原因是因为该药可引起（　　）

A. 肝损害　　B. 肾毒性　　C. 抑制骨髓

D. 骨关节病变　　E. 中枢反应

3. 甲硝唑的作用无（　　）

A. 抗厌氧菌　　B. 抗阴道滴虫　　C. 抗阿米巴原虫

D. 抗血吸虫　　E. 抗贾第鞭毛虫

4. 复方新诺明的药物组成是（　　）

A. 磺胺嘧啶＋甲氧苄啶

B. 磺胺甲恶唑＋甲氧苄啶

C. 磺胺吡啶＋对氨基水杨酸

D. 磺胺嘧啶＋碳酸氢钠

E. 磺胺甲恶唑＋碳酸氢钠

5. 氟喹诺酮类对下列病原体感染无效的是（　　）

A. 铜绿假单胞菌　　B. 结核杆菌　　C. 真菌

D. 大肠埃希菌　　E. 伤寒杆菌

6. 一沙眼患者可以选用的磺胺类药物是（　　）

A. 磺胺米隆　　B. 磺胺嘧啶银　　C. 磺胺醋酰钠

D. 磺胺甲恶唑　　E. 柳氮磺胺吡啶

二、问答题

如何做好喹诺酮类及甲硝唑的用药护理？

第三十六章　抗结核病药的用药护理

结核病是由结核杆菌引起的慢性传染病，化学治疗是目前人类控制结核的主要手段。临床应用的抗结核病药物种类很多，人们把疗效好，不良反应较少，患者较易耐受的称为一线抗结核病药，如异烟肼、利福平、乙胺丁醇、吡嗪酰胺、链霉素等；而疗效差，毒性大，主要用于对一线抗结核病药产生耐药性的患者的称为二线抗结核病药，如对氨基水杨酸、乙硫异烟肼、丙硫异烟肼、阿米卡星等。此外，近几年新开发的一些疗效较好，毒性较低的药物如利福喷汀、利福定、司帕沙星、新大环内酯类等，在耐多药结核病的治疗中起着重要作用。

一、常用抗结核病药

异烟肼

异烟肼又名雷米封。

【抗菌作用】

异烟肼对结核杆菌具有高度的选择性，对活动期结核杆菌有强大的杀灭作用。其作用强度与渗入病灶的药物浓度有关：低浓度抑菌，高浓度杀菌。穿透力较强，对细胞内、空洞、干酪样病灶的结核杆菌也有效。异烟肼单独应用易产生耐药性，同时结核菌致病力也降低，且停药一段时间后可恢复对异烟肼的敏感性。异烟肼与其他抗结核药联用可增加疗效和延缓耐药性的产生。

【临床应用】

异烟肼是治疗各种类型结核病的首选药物。对早期轻症肺结核或预防用药时可单独使用，规范化治疗必须联用其他抗结核病药。对粟粒型结核和结核型脑膜炎应加大剂量、延长疗程，必要时静脉给药。

【不良反应及用药监护】

1. 神经系统毒性反应　患者常见反应为周围神经炎，出现手脚麻木、肌肉震颤等；大剂量可出现头痛、头晕、视神经炎等。这可能是由于异烟肼结构与维生素 B_6 相似，增加了维生素 B_6 的排泄导致体内缺乏。长期应用应注意及时补充维生素 B_6，预防不良反应的发生。

2. 肝毒性　患者可出现转氨酶升高，少数患者可出现黄疸。应注意定期检查肝功能。快乙酰化型者（异烟肼在肝内乙酰化代谢）对异烟肼敏感，故此型患者和肝功能不全者慎用。

3. 其他　患者可发生皮疹、发热、消化道反应、粒细胞减少、血小板减少和溶血性贫血，也可能发生脉管炎等。

利福平

利福平是利福霉素的人工半合成品。

【抗菌作用】

利福平抗菌谱广而作用强大，不仅对结核杆菌和麻风杆菌有作用，对多种革兰阳性菌和革兰阴性菌及沙眼衣原体也有效。其抗结核疗效与异烟肼相当。穿透力强，体内分布广。单独使用易产生耐药性，但与其他抗生素无交叉耐药。

【临床应用】

1. 与其他抗结核病药联用治疗各种类型的结核。

2. 治疗麻风病和耐药金葡菌及其他敏感菌所致感染。

3. 局部用药可用于治疗沙眼、结膜炎等。

【不良反应及用药监护】

1. 胃肠道反应　患者常见恶心、呕吐、腹痛、腹泻，一般不严重。

2. 肝毒性　利福平可引起转氨酶升高、黄疸、肝大等。慢性肝病、酒精中毒、老年患者，以及与异烟肼联用时更易发生。用药期间应注意检查肝功能，严重肝病者、胆道梗阻者禁用。

3. 过敏反应　少数人有药热、皮疹等，出现过敏反应应停药。

4. 其他　大剂量间隔使用可出现发热、寒战、头痛、肌肉酸痛等类似感冒症状，称流感综合征。动物实验有致畸作用，孕妇禁用。

5. 因食物可影响其吸收，故宜空腹服用，一般晨起早餐前 1 小时顿服。

6. 本药可将大小便、泪液、汗液、唾液等染成橘红色。

7. 本药为肝药酶强诱导剂，可肾上腺皮质激素、口服避孕药、口服抗凝剂、洋地黄类等药物代谢增快，疗效降低。

常用抗结核病药的比较如表 36-1 所示。

表 36-1　　常用抗结核病药比较

	异烟肼	利福平	链霉素	乙胺丁醇	对氨基水杨酸钠
机制	抑制分枝菌酸合成	抑制 RNA 多聚酶	抑制菌体蛋白质合成	干扰细菌 RNA 合成	影响细菌叶酸代谢
抗菌谱	结核杆菌	广谱	结核杆菌、革兰阴性杆菌	结核杆菌	结核杆菌
抗菌活性	＋＋＋＋	＋＋＋＋	＋＋＋	＋＋	＋
抗菌性质	杀菌	杀菌	杀菌	抑菌	抑菌
耐药性	易	易	易	较易	不易
应用	首选	一线	一线	一线	二线
主要不良反应	NS 毒性（补充维生素 B_6）：周围神经炎、中枢症状、肝毒性	①肝毒性 ②胃肠反应	见氨基苷类抗生素	球后视神经炎	胃肠反应

二、抗结核病药应用原则

1. 早期用药　患者一旦确诊为结核病后应立即给药治疗。

2. 联合用药　根据不同病情和抗结核药特点联用两种或两种以上药物以增强疗效，并可避免严重不良反应和延缓耐药性的产生。

3. 适量　用药剂量应适当。

4. 坚持全程规律用药　不能随意改变药物剂量和药物品种，不能过早停药。

思考题

一、选择题

1. 异烟肼长期应用易引起　　(　　)

A. 视神经炎　　B. 胃肠反应　　C. 肾毒性

D. 周围神经炎　　E. 过敏反应

2. 主要毒性为视神经炎的抗结核药物是　（　）

A. 异烟肼　B. 利福平　C. 链霉素

D. 乙胺丁醇　E. 吡嗪酰胺

3. 对各种类型结核均可作为首选药物的是　（　）

A. 异烟肼　B. 对氨基水杨酸　C. 链霉素

D. 乙胺丁醇　E. 吡嗪酰胺

4. 长期应用异烟肼应补充　（　）

A. 维生素 B_{12}　B. 维生素 B_6　C. 维生素 C

D. 维生素 D　E. 维生素 E

5. 异烟肼与利福平联用抗结核易造成　（　）

A. 增强肾毒性　B. 增强肝毒性　C. 增强神经毒性

D. 增强造血系统损害　E. 易致过敏反应

二、分析题

患者张某，女，21 岁。低热、盗汗、咳嗽月余，诊断为急性粟粒型肺结核，给予异烟肼和利福平抗结核治疗。联用两药抗结核治疗的用药监护事项有哪些？

第三十七章　抗真菌药和抗病毒药的用药护理

第一节　抗真菌药

真菌感染分为浅部真菌感染和深部真菌感染两类。浅部真菌感染常由各种癣菌引起，主要侵犯皮肤、毛发、指(趾)甲、口腔或阴道黏膜等。深部真菌感染多由白色念珠菌和新型隐球菌引起，主要侵犯内脏器官和深部组织，病情重，病死率高。近年来深部真菌感染发病率呈上升趋势，这与长期不合理应用广谱抗菌药物、免疫抑制剂、肾上腺皮质激素和细胞毒性抗恶性肿瘤药物等有关。

抗真菌药物根据化学结构的不同分为：抗生素类，如两性霉素 B、制霉菌素、灰黄霉素等；唑类，如咪唑类的酮康唑、咪康唑、益康唑、克霉唑等，三唑类的伊曲康唑、氟康唑、伏立康唑等；丙烯胺类的特比萘芬；嘧啶类的氟胞嘧啶等。

两性霉素 B

两性霉素 B 又名庐山霉素，自 20 世纪 50 年代以来已成为治疗各种严重真菌感染的首选药之一。

【作用与临床应用】

两性霉素 B 为广谱抗深部真菌药，几乎对所有的深部真菌均有抗菌活性。对新型隐球菌、白色念珠菌、芽生菌、粗球孢子菌、荚膜组织胞浆菌、孢子丝菌等有较强抑菌作用。真菌很少对本品产生耐药性。

静滴给药治疗全身性深部真菌感染。口服仅用于治疗肠道真菌感染。

【不良反应及用药监护】

1. 不良反应较多，常见寒战、高热、头痛、呕吐、贫血、低血压、低血钾、低血镁、血栓性静脉炎、肝毒性、肾脏损害等。用药前给予解热镇痛抗炎药、抗组胺药或糖皮质激素，可减少寒战、高热的发生。用药期间注意不良反应，定期查血尿常规、肝肾功和心电图等，以便及时调整给药方案。

2. 本品只能用灭菌注射用水或5%葡萄糖液溶解，不可用生理盐水等含盐液体及含酸的溶液配制，以免析出沉淀。

3. 应缓慢避光滴注。

制霉菌素

制霉菌素对念珠菌属抗菌活性较高，不易产生耐药性。注射给药毒性大，主要局部用药治疗皮肤黏膜真菌感染。口服难吸收，仅适于治疗肠道白色念珠菌感染。口服可见胃肠道反应。

酮康唑

酮康唑是第一个口服广谱抗真菌药，口服能有效治疗深部、皮下、浅部真菌感染，也可局部用药治疗浅部真菌感染如体癣、股癣、手足癣等。

不良反应多见恶心、呕吐等胃肠道反应，以及皮疹、头晕、畏光等，偶见肝损害，极少数人出现男性乳房发育等内分泌异常。胃酸可促进其溶解和吸收，抗酸药和抑制胃酸分泌的药物可降低其生物利用度。

克霉唑

克霉唑为广谱抗真菌药，主要供局部外用。

咪康唑

咪康唑为广谱抗真菌药，静脉给药不良反应多。临床主要局部用药，用于治疗阴道、皮肤或指甲的真菌感染。

伊曲康唑

伊曲康唑的抗真菌谱及抗菌活性较酮康唑广而强，可有效治疗深部、皮下及浅表真菌感染，已成为治疗罕见真菌如组织胞浆菌感染和芽生菌感染的首选药。主要不良反应为胃肠道反应、头晕、头痛、低血钾、高血压、水肿、皮肤瘙痒等，肝毒性较酮康唑轻。

氟康唑

氟康唑为广谱抗真菌药，主要用于治疗白色念珠菌和隐球菌感染所致的深部真菌病，是治疗艾滋患者隐球菌性脑膜炎的首选药，与氟胞嘧啶合用疗效增强。

不良反应发生率低，主要为恶心、呕吐等胃肠道反应，也可见皮疹、瘙痒等过敏反应。有致畸作用，禁用于孕妇。

第二节　抗病毒药

病毒具有严格的胞内寄生特性，通过吸附并穿入至宿主细胞内，脱壳后利用宿主细胞代谢系统，按病毒基因提供的遗传信息进行自身核酸与蛋白质的生物合成，并组装成病毒颗粒从细胞释放出来。抗病毒药通过影响病毒的吸附、穿入、脱壳，核酸的复制与装配、释放过程等不同环节而起作用。

抗病毒药物可根据其应用分为：广谱抗病毒药物，如利巴韦林、干扰素、转移因子、胸腺素 α_1 等；抗人类免疫缺陷病毒（HIV）药物，如齐多夫定、扎西他滨、司坦夫定、拉米夫定、去羟肌苷等；抗疱疹病毒药物，如阿昔洛韦、伐昔洛韦、更昔洛韦、膦甲酸、阿糖胞苷、碘苷、曲氟尿苷等；抗流感病毒药物，如金刚烷胺、奥斯他韦、扎那米韦等；抗肝炎病毒药物，如干扰素、拉米夫定、阿德福韦、恩替卡韦等。

阿昔洛韦

阿昔洛韦又名无环鸟苷，为核苷类抗病毒药物，同类药物还有伐昔洛韦、更昔洛韦等。

【作用和临床应用】

阿昔洛韦对Ⅰ型和Ⅱ型单纯疱疹病毒（HSV）、水痘及带状疱疹病毒（VZV）、EB 病毒及其他疱疹病毒等有效，但对巨细胞病毒作用弱。

阿昔洛韦是治疗单纯疱疹病毒感染的首选药物。局部应用可治疗疱疹性角膜炎、单纯疱疹和带状疱疹，全身应用可有效治疗单纯疱疹脑炎等。

【不良反应及用药监护】

1. 最常见的不良反应为胃肠道反应、头痛、斑疹等。

2. 肾功能紊乱　患者可出现可逆性血尿素氮和肌酐升高。应注意补充水分，以加速药物排泄，用药时间长者应定期查肾功能。

3. 神经毒性　患者可出现震颤、谵妄等。

4. 局部反应　局部用药可有烧灼感和疼痛。静脉给药可出现静脉炎，应注意观察注射部位的静脉。

碘苷

碘苷又名疱疹净，对 DNA 病毒如单纯疱疹病毒和牛痘病毒有作用，对 RNA 病毒无效。本药全身应用毒性大，临床局部用于治疗眼部或皮肤疱疹病毒的感染。长期应用于疱疹性角膜炎的治疗，可出现角膜混浊或染色小点，局部有瘙痒、疼痛、水肿、睫毛脱落等。孕妇、肝病或造血功能不良者禁用。

金刚烷胺

本药主要对A型流感病毒有效，主要作用于病毒复制早期，临床用于预防A型流感病毒的感染，此外还具有抗震颤麻痹作用。不良反应有紧张、焦虑、失眠及注意力分散，有时老年患者可出现幻觉、癫痫。

利巴韦林

利巴韦林又名三唑核苷、病毒唑。广谱抗病毒药，对多种DNA和RNA病毒有效，可抑制呼吸道合胞病毒、流感病毒、甲肝病毒、丙肝病毒、腺病毒、疱疹病毒等的复制。临床用于治疗呼吸道合胞病毒肺炎和支气管炎，对急性甲型和丙型肝炎、流感也有一定疗效。常见不良反应有贫血、乏力、胃肠反应等。动物实验有致畸作用。

干扰素

干扰素(IFN)是宿主细胞在病毒感染或其他诱导剂作用后，体内产生的一类糖蛋白，是一种细胞因子，具有广谱抗病毒、抗肿瘤、免疫调节等作用。其在病毒感染的各个阶段都发挥一定的抗病毒作用，在防止再感染和持续性病毒感染中也有作用。天然干扰素根据诱生物质和细胞种类分为α、β和γ型。目前临床应用的干扰素有重组型、天然型和长效型。主要用于治疗急性病毒感染性疾病如流感、病毒性心肌炎、流行性腮腺炎、乙型脑炎等，及慢性病毒感染如慢性活动性肝炎等，也可用于肿瘤治疗。不良反应可见一过性的发热、恶心、呕吐、乏力、肢端麻木，偶有骨髓抑制、肝功能障碍，也可诱发机体产生自身抗体和自身免疫性疾病等。

齐多夫定

齐多夫定是脱氧胸苷衍生物，是第一个上市的抗HIV药，也是治疗艾滋病(AIDS)的首选药。对HIV感染有效，可降低HIV感染患者的发病率，延长其存活期；可减少HIV从感染孕妇到胎儿的子宫转移发生率，也能治疗HIV诱发的痴呆和血栓性血小板减少症。常与拉米夫定或去羟肌苷合用。不良反应常见骨髓抑制，也可引起胃肠道不适、头痛；剂量过大可出现焦虑、精神错乱和震颤。肝功不全者更易发生毒性反应。

拉米夫定

拉米夫定是胞嘧啶衍生物，具有抗HIV、乙肝病毒的作用，与齐多夫定或司坦夫定合用治疗HIV感染，也是目前治疗乙肝病毒感染最有效的药物之一。不良反应主要为头痛、失眠、乏力和胃肠反应等。

奥司他韦

奥司他韦可抑制A型和B型流感病毒，是目前治疗流感的最常用药物之一，也用于治疗禽流感、甲型 H1N1 病毒感染。最常见不良反应是胃肠道反应，也可见头痛、乏力、鼻塞、咽痛和咳嗽。

阿德福韦

阿德福韦可抑制乙肝病毒（HBV）的复制，促进转氨酶复常，改善肝组织炎症坏死和纤维化。乙肝病毒对本品不易产生耐药性。适用于 HBeAg 和 HBV DNA 阳性、ALT 增高的慢性乙肝患者，特别是对拉米夫定耐药的患者。

思考题

一、选择题

1. 下列属于广谱抗病毒药物的是　（　）
   A. 碘苷　B. 阿昔洛韦　C. 利巴韦林
   D. 金刚烷胺　E. 齐多夫定
2. 单纯疱疹病毒感染首选药物是　（　）
   A. 碘苷　B. 阿昔洛韦　C. 利巴韦林
   D. 金刚烷胺　E. 齐多夫定
3. 具有抗震颤麻痹作用的抗病毒药物是　（　）
   A. 碘苷　B. 阿昔洛韦　C. 利巴韦林
   D. 金刚烷胺　E. 齐多夫定
4. 治疗艾滋病的首选药是　（　）
   A. 干扰素　B. 阿昔洛韦　C. 利巴韦林
   D. 金刚烷胺　E. 齐多夫定
5. 主要用于治疗全身性深部真菌感染的药物是　（　）
   A. 灰黄霉素　B. 两性霉素 B　C. 制霉菌素
   D. 克霉唑　E. 咪康唑
6. 一成年已婚女性患者，近期出现外阴瘙痒、烧灼感，白带呈白色豆渣样，查外阴肿胀，有抓痕，小阴唇骨侧及阴道黏膜附有白色膜状物，诊断为真菌性阴道炎。应给予的治疗药物是　（　）
   A. 甲硝唑　B. 利巴韦林　C. 制霉菌素
   D. 四环素　E. 灰黄霉素

二、问答题

两性霉素 B 的用药注意事项有哪些？

第三十八章 消毒防腐药的用药护理

消毒药是指能迅速杀灭病原微生物的药物；防腐药是指能暂时抑制病原微生物生长繁殖的药物。但两类药物间并无严格界限，低浓度呈防腐作用，高浓度呈消毒作用，因此统称为消毒防腐药。

消毒防腐药与抗生素等化学治疗药物不同，对病原微生物与机体组织细胞无明显选择性，即在达到抗菌浓度时，常常也能损害人体组织，因此一般不宜全身用药，主要用作体表外用、器械、器具、排泄物及周围环境等的消毒。

消毒防腐药在预防疾病传播、战伤救护、消毒隔离及卫生防疫等方面应用广泛，而其浓度、作用时间及作用环境、溶剂、病原体的量等均可影响作用效果，所以掌握消毒防腐药的适用范围、有效浓度、配制和使用方法等，对于经常实施消毒防腐工作的护士来说很重要。

一、酚类

酚类能与微生物的蛋白质结合，使其变性而发挥杀菌作用。

苯酚

苯酚又名石碳酸。抗菌效力强，能杀灭大多数致病菌，对结核杆菌作用较差，对芽孢、病毒无效。一般用其水溶液，3%～5%的酚溶液用于痰、粪便、脓或其他排泄物的消毒。0.5%～1%的酚溶液或软膏用于皮肤止痒。2%的酚甘油溶液滴耳治疗外耳道炎和中耳炎，具有消炎、止痛作用。

本药有较强的腐蚀性和刺激性，不适于皮肤黏膜消毒，较高浓度的苯酚与皮肤接触，可腐蚀皮肤组织，使其变白，有麻木感，并可吸收中毒。因此，配制苯酚溶液时应注意避免接触皮肤，若不慎皮肤接触苯酚溶液，应立即用植物油或50%乙醇涂擦接触部位，并用水清洗。

甲酚

来苏儿是由甲酚与植物油、氢氧化钠配制的皂液（含50%甲酚），临用时可用水以任意比例稀释，作消毒清洁应用。甲酚抗菌作用比苯酚强三倍，2%来苏儿可用于洗手、消毒皮肤、橡皮手套等；5%溶液用于消毒器械（浸泡 30 分钟），病房也可用于擦拭家具或清洁地面；5%～10%的溶液可用于患者排泄物的消毒。

来苏儿稀释前也可腐蚀皮肤，处理方法同苯酚。

二、醇类

乙醇

乙醇能使细菌蛋白质脱水、变性而发挥抗菌作用，但对芽孢作用弱。乙醇浓度为 75%（按容积计算）时杀菌效果最强，浓度过高作用反而减弱，因为高浓度乙醇可使菌体表层蛋白质迅速凝固，形成一层保护膜，阻碍乙醇渗透到深层发挥抗菌作用。

75%乙醇用作皮肤、器械、体温计等的消毒；50%乙醇用于长期卧床患者涂擦受压部位皮肤，以增强血循环，防止褥疮；25%～50%乙醇用于给高热患者擦拭以物理降温。

三、醛类

甲醛

甲醛能与蛋白质中的氨基结合，使蛋白质变性、凝固而杀菌，对细菌、芽孢、真菌、病毒都有效，因刺激性大，一般不用于体表皮肤消毒。40%的甲醛溶液称为福尔马林，2%的福尔马林浸泡 1～2 小时用于器械消毒；10%的福尔马林可用于保存和固定解剖标本、消毒房屋等，方法是用福尔马林 15 mL，加水 20 mL，加热熏蒸 4 小时，可消毒 1 m^3。

本品刺激性强，甲醛蒸气对眼、鼻、呼吸道黏膜可产生强烈的刺激，引起流泪、咳嗽，甚至结膜炎、鼻炎、气管炎等。误服可致黏膜损伤，大量吸收可出现中枢神经系统症状。若本品沾染皮肤，应立即用肥皂和水清洗。

戊二醛

戊二醛作用比甲醛强 2～10 倍。用于各种器械、实验器材和设备、内窥镜、温度计、橡胶和塑料制品、玻璃器皿的消毒，方法是以 1%的溶液浸泡 5～10 分钟后取出用蒸馏水冲洗干净。本品对皮肤黏膜刺激性较甲醛小。戊二醛对铝制品、手术刀片等碳钢制品有腐蚀性，须加入 0.5%的亚硝酸钠作防锈剂。接触其溶液应戴橡胶手套。

四、酸类

硼酸

硼酸抗菌作用较弱，但刺激性小，常用其3%～4%的溶液洗眼、漱口、洗涤创面，冲洗阴道、子宫、膀胱等，也可用5%～10%的软膏或粉剂（含硼酸1份、氧化钠2份、滑石粉7份）治疗皮肤感染。

乳酸

乳酸主要用于手术室和病室的空气消毒，每1 mL乳酸可消毒80 m^3的空间。方法是用乳酸1 mL，加水10倍稀释，放入蒸发皿中加热蒸发，加热蒸发消毒的房屋应将门窗关闭。

过氧乙酸

过氧乙酸是种强氧化剂，遇有机物可释放出新生态氧而发挥强大的杀菌作用，对细菌、真菌、病毒等均有很强的杀灭效果。浸泡手消毒用0.2%浓度，10～30分钟；体温计擦净浸泡用0.5%浓度，15～30分钟；餐具洗净用0.5%～1.0%浓度，浸泡30～60分钟；蔬菜、水果洗净浸泡用0.2%浓度，10～30分钟；体积较大不易浸泡的物品如家具等用0.2%～1.0%浓度喷洒或擦拭，30～60分钟；空气消毒可用0.5%溶液对空喷洒，每1 m^3空气用药液30 mL。

本药高浓度时对皮肤有刺激性，操作时应注意。此外，对金属有腐蚀性，不可用于消毒金属器械。

五、卤素类

碘酊

碘可以与菌体内酶系统蛋白质等结合，通过氧化作用而抗菌。临床上1%的碘酊用于一般皮肤消毒；2%的碘酊（含0.8%的碘化钾）主要用于注射前注射部位的消毒；3.5%～5%的碘酊用于手术区皮肤消毒，涂后用75%酒精擦去。行军时可用作饮水消毒，每500 mL水中加2%的碘酊2～3滴，15分钟后即可饮用。

少数人对碘过敏，应加以注意。

聚维酮碘

聚维酮碘又名碘伏、碘仿、碘附，是碘与表面活性剂以化学键相结合的产物。因其逐渐释放碘，故而延长了杀菌作用和时间。0.5%溶液外用皮肤消毒；0.05%溶液浸泡5分钟用于餐具、器皿消毒；0.05%溶液冲洗1～2次用于瓜果蔬菜消毒；术前刷手用0.5%溶液洗5分钟；手术部位皮肤消毒可用0.5%～1%

溶液涂擦2遍；医疗器械消毒可用0.1%～0.2%溶液浸泡1～2小时。

本品有轻微刺激，对碘过敏者禁用，烧伤面积大于20%者不宜用。

含氯石灰

含氯石灰又名漂白粉，有效成分为次氯酸钙，溶于水中产生具有杀菌作用的次氯酸，主要用于饮水和排泄物的消毒。漂白粉与排泄物的比例为1∶5，撒粉后搅拌均匀，放置2小时后即可消毒；用作饮水消毒时每120 kg水中加漂白粉精片0.4 g(含有效氯60%)，30分钟后即可饮用。

六、氧化剂类

过氧化氢溶液

过氧化氢溶液又名双氧水，为含3%过氧化氢的水溶液，与组织、分泌物或其他有机物接触可迅速放出新生态氧，而发挥抗菌作用。3%溶液用于冲洗伤口、创面；1%溶液用于口腔炎等漱口，但连续漱口可引起舌乳头肥厚，故使用时应注意药物浓度。其储藏成品是30%溶液，对组织、皮肤有刺激性和腐蚀作用，须稀释后方可应用。

高锰酸钾

本药为强氧化剂，遇有机物可放出新生态氧而发挥抗菌作用。临床上用1∶5000溶液冲洗阴道或坐浴；0.1%～0.5%溶液冲洗伤口、创面；药物或食物中毒时用0.01%～0.02%溶液洗胃，以氧化尚未吸收的毒物；1∶1000溶液用于蔬菜、水果消毒。

本药水溶液为紫红色，时间过久失效变成棕黄色。

七、染料类

甲紫

甲紫又名龙胆紫，对革兰阳性菌、真菌等均有较强杀灭作用，无刺激性和毒性，并有收敛作用。临床上用1%～2%溶液(紫药水)进行创面、伤口、黏膜溃疡、小面积烧伤烫伤等的消毒。

八、重金属化合物

红汞

红汞又名汞溴红，为有机汞化合物，有收敛、消炎作用，2%水溶液(红药水)常用于皮肤、黏膜表面浅小创面的消毒。本品不可与碘酊同用，因可产生碘化汞腐蚀皮肤。

九、表面活性剂

苯扎溴铵

苯扎溴铵又名新洁尔灭，属季铵盐阳离子表面活性剂，对革兰阳性菌作用强，对铜绿假单胞菌、抗酸杆菌和细菌芽孢无效。有机物、脓、血、分泌物可降低其效力。本品具有杀菌力强、作用快、穿透力强、毒性低、刺激性小等优点。0.1%溶液用于术前泡手（浸泡 5 分钟）；0.5%溶液用于消毒餐具、物品等；0.01%～0.05%用于黏膜及深部感染伤口的消毒。

本品不宜与阴离子表面活性剂（如肥皂）或其他合成洗涤剂同时合用。眼科器械、膀胱镜及合成橡胶制品均不宜用本品消毒。金属器械需加 0.5%的亚硝酸钠防锈。本品不宜储存于铝制及聚乙烯容器内。

氯己定

氯己定又名洗必泰。消毒范围广，作用强，毒性低、刺激性小。0.02%溶液用于术前洗手消毒（浸泡 3 分钟）；0.05%溶液用于冲洗伤口；0.1%溶液用于器械消毒（加 0.5%的亚硝酸钠防锈）；0.5%醇溶液用于手术区皮肤消毒。

本品不宜与碘酊、高锰酸钾、红汞等配伍应用；不能与肥皂、合成洗涤剂等同用。

十、其他类

环氧乙烷

本品为广谱、高效的气体杀菌消毒剂，对细菌、病毒、芽孢等大多数病原微生物有效。其优点是穿透力强，可达物品深部，且不损坏有机物，不腐蚀金属。主要用于器械、仪器、被服、敷料、塑料及橡胶制品、包装材料及某些药物和食物的常温消毒。

环氧乙烷易燃易爆，对人体有毒，储存及应用均须注意安全，避免明火，避免消毒时环氧乙烷漏出。本品对眼、呼吸道等有刺激性，吸入过多可致中枢抑制、呼吸困难、肺水肿等，物品消毒后应通风后再使用，以免损伤人体并吸收中毒。

思考题

一、选择题

1. 消毒防腐药不宜用于　　　　（　　）

　A. 消化道感染　　B. 环境消毒　　C. 排泄物消毒

　D. 器械消毒　　E. 体表消毒

2. 乙醇杀菌效果最强的浓度(按容积比)是　(　　)

A. 50%　B. 75%　C. 95%

D. 30%　E. 90%

3. 能杀灭多种病原微生物,且穿透力强的气体消毒剂是　(　　)

A. 过氧化氢　B. 戊二醛　C. 苯扎溴铵

D. 环氧乙烷　E. 过氧乙酸

二、分析题

手术人员术前消毒,若用肥皂刷手未冲洗干净,即用苯扎溴铵泡手,会发生什么后果?为什么?

第三十九章　抗寄生虫药的用药护理

第一节　抗疟药

抗疟药是治疗疟原虫所致传染病疟疾的用药，主要对人体内无性生殖阶段的疟原虫发挥抑制或杀灭作用。所应用的抗疟药对人体内不同阶段的疟原虫效果不同，根据用药目的分为：

1. 控制症状药　本类药物主要杀灭红细胞内期的疟原虫，有氯喹、奎宁、青蒿素、甲氟喹等。

2. 控制复发与传播药　本类药物对继发性红外期的疟原虫迟发型子孢子和各种疟原虫的配子体有较强的杀灭作用，有伯氨喹等。

3. 病因性预防药　本类药物对恶性疟和间日疟某些虫株的红细胞外期速发型子孢子有抑制作用，有乙胺嘧啶等。

氯　喹

【作用和临床应用】

1. 抗疟原虫　氯喹为临床用于控制各型疟疾症状的首选药。对无迟发型红外期的恶性疟有根治作用，但不能根治良性疟。

2. 抗阿米巴原虫　氯喹仅用于肠道外阿米巴感染的治疗，对肠内阿米巴病无效。

3. 免疫抑制作用　氯喹对类风湿性关节炎、红斑狼疮等自身免疫性疾病有一定疗效。

【不良反应及用药监护】

氯喹用于治疗疟疾的剂量不良反应少而轻，偶有头晕、胃肠不适和皮肤瘙痒等，停药后可消失。大剂量、长疗程用药时不良反应多且严重，心脏毒性常见缓慢性心律失常，甚至心跳停止，因此禁止静脉推注或与奎宁、奎尼丁等抑制心脏的药物合用。此外，对视力、听力、肝肾功、造血系统等也有较严重的毒性。长期或大量应用时，应定期检查视力、听力、肝肾功和血象等，若异常立即停药。

伯氨喹

伯氨喹是目前用于预防复发、根治良性疟和控制疟疾传播的最有效药物。毒性较大，常用量即可出现头晕、恶心、呕吐、腹痛、发绀等，停药后渐消失。葡萄糖-6-磷酸脱氢酶缺乏者可发生严重的急性溶血性贫血，应禁用。

知识拓展

疟原虫生活史

疟疾是由疟原虫感染、由雌性按蚊传播导致的一种疾病，流行于热带、亚热带等地区。

人类疟疾主要由三种疟原虫引起：间日疟原虫、三日疟原虫、恶性疟原虫。它们分别引起间日疟、三日疟、恶性疟，前两种也称良性疟。

疟原虫生活史分为有性生殖（蚊体内进行）和无性生殖（人体内进行）两个阶段。人体内无性生殖分三期：

1. 原发性红外期　当感染疟原虫的按蚊叮咬人时，其唾液内的子孢子进入人体血液中，随即侵入肝细胞进行裂体增殖，生成大量裂殖子。此期发生在进入红细胞之前，并不发生临床症状，为疟疾潜伏期。

2. 继发性红外期　间日疟原虫的子孢子具有遗传学上不同的两个型，即速发型和迟发型子孢子。两型子孢子同时进入肝脏后，速发型子孢子先完成原发性红外期裂体增殖发育；而迟发型子孢子则经过一段时间休眠状态后，才开始完成红外期裂体增殖的发育，成为继发性红外期，为良性疟复发的根源，恶性疟无此期，也无复发。

3. 红内期　肝细胞破裂后释放出大量裂殖子，进入血液循环后进入红细胞发育成滋养体，然后成为裂殖体，最后破坏红细胞，释放大量裂殖子及代谢物，引起畏寒、发热等临床症状。血液中部分裂殖子又可重新侵入其他红细胞，重复裂体增殖过程，引起临床症状反复发作。

乙胺嘧啶

乙胺嘧啶病因性预防疟疾的首选药。长期大剂量应用可干扰人体的叶酸代谢，出现巨幼红细胞性贫血或白细胞减少，此时应停药或应用甲酰四氢叶酸治疗。药物具有甜味，如被儿童误服中毒可出现恶心、呕吐、发热、发绀、惊厥甚至死亡，须严加管理。

第二节　抗阿米巴药

抗阿米巴药是治疗溶组织阿米巴原虫感染人体所致阿米巴病的用药。根据应用可分为：

1. 治疗肠内外阿米巴病药　甲硝唑和替硝唑、依米丁（吐根碱）等。
2. 抗肠内阿米巴病药　巴龙霉素、二氯尼特、卤化喹啉类等。
3. 抗肠外阿米巴病药　氯喹等。

知识拓展

阿米巴原虫生活史

阿米巴病是由溶组织内阿米巴原虫感染所致。溶组织内阿米巴原虫有包囊和滋养体两种形式。包囊为传播因子，经口感染宿主，在小肠下段脱囊形成能活动的滋养体，在结肠内与肠道菌丛呈共生状态。当机体抵抗力低下时，滋养体可侵入结肠黏膜下层引起病变，产生急性或慢性阿米巴痢疾，为肠内阿米巴病。大滋养体可侵入肠黏膜下静脉，随血循环到达其他部位，引起阿米巴肝炎或脓肿、阿米巴肺脓肿等，形成肠外阿米巴病。当机体抵抗力强时，肠腔内滋养体可以形成包囊随粪便排出体外，不表现任何症状，称为无症状排包囊者，为传播根源。目前应用的抗阿米巴药物主要作用于滋养体。

甲硝唑

甲硝唑又名甲硝哒唑、灭滴灵。

甲硝唑对阿米巴滋养体、阴道毛滴虫、贾第鞭毛虫有强大的杀灭作用，具有高效、低毒的特点，是治疗急性阿米巴痢疾、肠外阿米巴病、阴道滴虫和贾第鞭毛虫的首选药。其用药监护详见“人工合成抗菌药的用药护理”部分。

第三节　抗血吸虫药

血吸虫病由人体感染血吸虫所致，病理变化主要由虫卵引起，表现为长期发热、肝大，伴腹泻、嗜酸性粒细胞增多等，晚期可发展为肝硬化、门脉高压症、腹水、巨脾。

吡喹酮

吡喹酮又名环吡异喹酮。吡喹酮为广谱抗吸虫药，对各种血吸虫、姜片吸虫、华支睾吸虫、肺吸虫均有效，且对各种绦虫感染及囊虫病、包虫病也有效。

本药服药后短期内可出现头晕、头痛、恶心、腹部不适、肌肉颤动、乏力、多汗、胸闷等，偶见心电图异常。个别可有哮喘、皮疹等过敏反应。治疗脑囊虫病时，可能会因大量虫体迅速死亡诱发颅内压升高和癫痫发作等神经系统症状，严重者可发生脑疝。一般采取低剂量长疗程和间歇给药可减轻上述不良反应，若出现颅内压升高或癫痫症状时，应立即停药，并使用糖皮质激素和甘露醇。

第四节　抗肠虫病药

抗肠虫药是用于驱除或杀死寄生于人体肠道中的蠕虫的药物。常见肠道蠕虫感染是由线虫类的蛔虫、钩虫、蛲虫、鞭虫、类圆线虫及绦虫等引起。常用抗肠虫药的驱虫谱如表 39-1 所示。

表 39-1　　常用抗肠虫药的驱虫谱

药物	驱虫谱
阿苯达唑	钩虫、蛔虫、蛲虫、鞭虫、绦虫、旋毛虫、粪类圆线虫、华支睾吸虫、肺吸虫等
左旋咪唑	蛔虫、钩虫、蛲虫、丝虫等
噻嘧啶	蛔虫、蛲虫、钩虫
哌嗪	蛔虫、蛲虫
甲苯达唑	钩虫、蛔虫、蛲虫、鞭虫、绦虫
氯硝柳胺	牛肉绦虫、猪肉绦虫

阿苯达唑

阿苯达唑又名肠虫清。

【作用和临床应用】

阿苯达唑可选择性抑制虫体的糖代谢过程，减少 ATP 生成，最终导致虫体能量耗竭而死亡。对寄生在肠道内的钩虫、蛔虫、蛲虫、鞭虫等各种线虫和绦虫有强大的杀灭作用，对囊虫病、华支睾吸虫病、旋毛虫、包虫病、肺吸虫病等肠道外寄生虫病也有很好的疗效。

【不良反应及用药监护】

阿苯达唑不良反应少，可有轻微的消化道症状和头晕、头痛、乏力、皮肤瘙痒等，多在数小时内缓解。大剂量偶见白细胞减少和肝功能异常，停药后可渐恢复。本品有致畸和胚胎毒性作用，对2岁以下的小儿、孕妇禁用。

左旋咪唑

左旋咪唑广谱驱肠虫药，主要驱蛔虫、钩虫和微丝蚴。此外，尚有免疫调节作用。治疗量时不良反应短暂轻微，偶见恶心、呕吐、腹痛、乏力、失眠、皮疹等。大剂量或长期应用可出现流感样症状、白细胞减少、血小板减少、视力模糊、血清转氨酶升高等。孕妇和活动性肝炎患者禁用。

氯硝柳胺

氯硝柳胺又名灭绦灵，对各种绦虫均有杀灭作用，以牛肉绦虫最敏感。因其不能杀死虫卵，为防猪肉绦虫死亡节片被消化后，释出虫卵逆流入胃继发囊虫病，服药1～3小时内应服硫酸镁导泻。该药口服不易吸收，不良反应少，偶见消化道反应、发热、瘙痒。服药宜清晨空腹时，使药易与虫体接触；服时充分将药片咬碎后服下，尽量少喝水，使药物在十二指肠上部达到较高浓度。

思考题

一、选择题

1. 控制疟疾症状的首选药是（　　）

A. 氯喹　B. 伯氨喹　C. 乙胺嘧啶
D. 奎宁　E. 青蒿素

2. 进入疟区前用于病因性预防的药物是（　　）

A. 氯喹　B. 伯氨喹　C. 乙胺嘧啶
D. 奎宁　E. 青蒿素

3. 肠内外阿米巴病均可首选的药物是（　　）

A. 氯喹　B. 甲硝唑　C. 巴龙霉素
D. 卤化喹啉类　E. 吡喹酮

4. 治疗血吸虫病宜首选（　　）

A. 氯喹　B. 吡喹酮　C. 甲硝唑
D. 阿苯达唑　E. 氯硝柳胺

5. 治疗肠道线虫病宜首选　　（　　）

A. 哌嗪　　B. 吡喹酮　　C. 阿苯达唑

D. 左旋咪唑　　E. 氯硝柳胺

6. 具有免疫调节作用的药物是　　（　　）

A. 哌嗪　　B. 吡喹酮　　C. 阿苯达唑

D. 左旋咪唑　　E. 氯硝柳胺

二、分析题

某男，28 岁，去越南打工回国后 1 周，突然出现寒战、高热等症状，入院就诊，确诊为间日疟，给予氯喹，首次服 1 g，8 小时后再服用 0.5 g，第二、三日各服 0.5 g；伯氨喹 52.8 g，每日一次。问：为什么氯喹与伯氨喹联用？

第四十章　抗恶性肿瘤药的用药护理

第一节　概　述

恶性肿瘤是严重威胁人类健康的常见多发的慢性病。目前治疗恶性肿瘤的三大主要方法为药物治疗、外科手术和放射治疗。应用抗肿瘤药即肿瘤化疗在肿瘤的综合治疗中占有极为重要的地位，虽然传统细胞毒性抗肿瘤药在目前的肿瘤化学治疗中仍起主导作用，但以分子靶向药物为代表的新型抗肿瘤药物治疗手段已取得突破性进展，其重要性不断上升。

传统肿瘤化疗存在两大主要障碍：毒性反应和耐药性的产生。细胞毒类抗肿瘤药由于对肿瘤细胞缺乏足够的选择性，在杀伤肿瘤细胞的同时，对正常的组织细胞也产生不同程度的损伤作用，毒性反应成为抗恶性肿瘤药物用量受限的关键因素；此外，化疗过程中肿瘤细胞容易对药物产生耐药性也是肿瘤化疗失败的重要原因。

随着肿瘤分子生物学和转化医学的发展，抗肿瘤药已从传统的细胞毒性作用向针对分子靶点的多环节作用的方向发展。分子靶向治疗是指在肿瘤分子生物学的基础上，将与恶性肿瘤相关的特异性分子作为靶点，使用单克隆抗体、小分子化合物等特异性的干预调节肿瘤细胞生物学行为的信号通路，从而抑制肿瘤的发展，同时弥补了化疗药物毒性反应大和容易产生耐药性的缺点，临床应用优势明显。但本章介绍的抗肿瘤药物的应用护理仍是针对传统的细胞毒性抗肿瘤药物而言。

一、细胞增殖动力学和肿瘤化疗的关系

肿瘤细胞群包括增殖细胞群、静止细胞群（G0 期）和无增殖能力细胞群。

肿瘤增殖细胞群与全部肿瘤细胞群之比称生长比率(growth fraction,GF)。肿瘤细胞从一次分裂结束到下一次分裂结束的时间称为细胞增殖周期,此间历经4个时相:DNA合成前期(G1期)、DNA合成期(S期)、DNA合成后期(G2期)和有丝分裂期(M期)。抗肿瘤药主要作用于增殖期细胞。静止期细胞有增殖能力但暂时不进行分裂,是肿瘤复发的根源,且对药物不敏感。

根据药物对各周期肿瘤细胞的敏感性不同,大致将药物分为两大类:

1. 细胞周期非特异性药物　对增殖周期各期细胞均有作用。如烷化剂和抗肿瘤抗生素等。

2. 细胞周期特异性药物　仅对处于增殖周期某一期的细胞有作用。例如:

(1)主要作用于S期的药物:如甲氨蝶呤、巯嘌呤、氟尿嘧啶等。

(2)主要作用于M期的药物:如长春碱、长春新碱等。

二、抗恶性肿瘤药物按作用机制分类

1. 影响核酸生物合成的药物

(1)抑制二氢叶酸还原酶的药物:如甲氨蝶呤等。

(2)胸苷酸合成酶抑制药:如氟尿嘧啶等。

(3)嘌呤核苷酸互变抑制药:如巯嘌呤等。

(4)核苷酸还原酶抑制药:如羟基脲等。

(5)DNA多聚酶抑制药:如阿糖胞苷等。

2. 影响DNA结构与功能的药物　烷化剂(氮芥、环磷酰胺、塞替派、亚硝脲类等)、丝裂霉素、博来霉素、顺铂等。

3. 干扰转录过程和阻止RNA合成的药物　放线菌素、柔红霉素等。

4. 抑制蛋白质合成的药物　长春碱类、三尖杉生物碱类、门冬酰胺酶等。

三、抗肿瘤药的常见不良反应和用药监护

目前使用的细胞毒性抗肿瘤药物选择性不高,在杀伤肿瘤细胞的同时,对正常细胞特别是增殖旺盛的细胞也有杀伤作用,故一般毒性较大,常见毒性反应及用药监护如下:

1. 局部刺激　大多数化疗药物具有较强的刺激性,如溢于血管外可致组织坏死,同一血管反复给药可致静脉炎等。所以化疗时应制订合理的静脉给

药计划，由远端小静脉开始，左右交替，因下肢静脉易于栓塞，除特殊情况外，避免使用下肢静脉给药。若不慎药液溢出，应立即局部注射生理盐水稀释，同时应用糖皮质激素局部浸润注射，冰敷 4 小时以上。

2. 骨髓抑制　骨髓抑制是肿瘤化疗最严重的不良反应。多数抗肿瘤药物均可引起不同程度的骨髓抑制，表现为白细胞、血小板、红细胞的减少，防治措施主要是预防感染和出血。应严格执行无菌操作，密切观察患者体温、血象等，防止意外损伤，及时处理各种继发感染和出血情况。

3. 消化道反应　肿瘤化疗常见的不良反应，表现为食欲缺乏、恶心、呕吐、腹痛、腹泻等，重者可出现血性腹泻。给药时间宜安排在饭后或睡前，以易消化、少油腻的清淡食物为主，轻度呕吐者可给予甲氧氯普胺或氯丙嗪，严重呕吐者可应用地塞米松和 5-HT_3 受体拮抗剂（如昂丹司琼），必要时禁食、补液。此外，化疗也可损害消化道黏膜组织，引起口腔炎、口腔溃疡、舌炎、食管炎等，应注意口腔清洁卫生，若合并真菌感染者可用 3%苏打水含漱，溃疡疼痛者餐前可用 2%利多卡因喷雾或外涂。

4. 脱发　应做好思想疏导，说明脱发的可逆性，减轻思想压力。化疗时给患者戴上冰帽，使局部血管痉挛，或用止血带结扎于发际，减少药物到达毛囊而减轻脱发。

5. 抑制免疫功能、不育、致畸、致癌等。

6. 特有的毒性反应

(1)心脏毒性：以阿霉素常见。可致心律失常、心肌病等。

(2)呼吸系统毒性：主要表现为间质性肺炎和肺纤维化，如博来霉素、甲氨蝶呤、吉非替尼、丝裂霉素等。

(3)肝毒性：放线菌素、环磷酰胺、门冬酰胺酶等可致肝脏损害。

(4)肾和膀胱损害：大剂量环磷酰胺可引起出血性膀胱炎，应用美司钠（巯乙磺酸钠）可预防。顺铂由肾小管分泌排泄，可损害肾小管，化疗期间应嘱患者多饮水，保持充足尿量以减轻泌尿系损害。

(5)神经系统毒性：长春新碱最易引起周围神经炎，出现无力、末梢感觉异常、腱反射迟钝等。

(6)过敏反应：属于多肽类化合物或蛋白质类的抗肿瘤药物如门冬酰胺酶、博来霉素等可引起过敏反应。

知识拓展

外周静脉置入中心静脉导管术在肿瘤护理方面的应用

肿瘤患者因化疗需要或全身状况差等，经常需长期静脉输注化疗药物及高浓度营养物质，传统的临床用药途径为反复行浅静脉穿刺输液，这种方法常造成患者身体上的痛苦、对外周血管的破坏以及化疗药物对外周血管的损伤等。经外周静脉穿刺置入中心静脉导管术（PICC）由于其导管尖端定位于上腔静脉或锁骨下静脉，血流丰富，循环快，到达右心房的血流量为 5 L/min，刺激性大的化疗药物如长春瑞滨等能迅速被稀释，减少对血管的刺激，从而解除了药物对周围血管的损害，保护了上肢血管网。因此 PICC 目前已广泛应用于临床，但也存在一些并发症和危险，如导管阻塞、局部感染、静脉炎等。

四、抗肿瘤药物应用原则

合理使用抗肿瘤药物，可提高疗效，降低毒性和延缓耐药性的产生，主要考虑原则如下：

1. 从细胞增殖动力学考虑

（1）招募作用：即设计细胞周期非特异性药物和细胞周期特异性药物的序贯疗法。对增殖缓慢的实体瘤，可先用细胞周期非特异性药物杀灭增殖期细胞，驱动 G0 期细胞进入增殖周期，继而用周期特异性药物杀灭之。而对增长快的肿瘤宜先用周期特异性药物，大量杀灭处于增殖周期的肿瘤细胞，再用细胞周期非特异性药物杀伤其他各时相的细胞，待 G0 期细胞进入细胞周期时，再重复上述疗法。

（2）同步化作用：即先用细胞周期特异性药物将肿瘤细胞阻滞于某一时相，待药物作用消失后，肿瘤细胞即同步进入下一时相，再用作用于后一时相的药物。

2. 从药物作用机制考虑　针对肿瘤的发病机制，联合应用作用于不同生化环节的抗肿瘤药物，可提高疗效。如联合用甲氨蝶呤和巯嘌呤同时作用于同一代谢过程前后两种不同靶点的方法。

3. 从药物毒性考虑

(1)减少毒性的重叠，如大多数抗肿瘤药物有抑制骨髓作用，而泼尼松和博来霉素等无明显抑制骨髓作用，将它们与其他药物合用，可提高疗效并减少骨髓毒性的发生。

(2)降低药物的毒性，如用四氢叶酸钙减轻甲氨蝶呤的骨髓毒性。

4. 从药物的抗瘤谱考虑　胃肠道癌宜用氟尿嘧啶、环磷酰胺、丝裂霉素、羟基脲等；鳞癌宜用博来霉素、甲氨蝶呤等；肉瘤宜用环磷酰胺、顺铂、阿霉素等。

5. 从药物用药剂量考虑　一定量的药物只能杀灭一定数量的肿瘤细胞，还有机体耐受性等方面的原因，不可以无限制地加大剂量或反复给药。当瘤体长大、病情加重时，往往出现免疫力下降，而且大多数抗肿瘤药物具有抑制免疫力作用，选择用合适剂量并采用间歇给药，有可能保护机体的免疫功能。

6. 小剂量长期化疗　区别于传统的最大耐受剂量化疗，小剂量长期化疗即节拍式化疗可通过显著抑制肿瘤新生血管内皮细胞的增殖和迁移等方式发挥抗肿瘤作用，且全身毒性反应较轻，不易产生耐药性。

第二节　常见抗恶性肿瘤药物

一、影响核酸生物合成的药物

甲氨蝶呤

甲氨蝶呤(MTX)为周期特异性药物。主要用于治疗急性白血病，对儿童疗效尤佳；对绒毛膜上皮癌、恶性葡萄胎和骨肉瘤疗效显著；对头部肿瘤、消化道肿瘤、卵巢癌、睾丸癌也有效。本药可致口腔及消化道黏膜损害，对骨髓抑制作用突出，可引起白细胞、血小板及全血细胞减少。长期大量应用可致肝肾损害。可应用甲酰四氢叶酸减轻 MTX 的骨髓毒性。

氟尿嘧啶

氟尿嘧啶(5-FU)为周期特异性药物。主要用于消化道肿瘤、乳癌、卵巢癌、绒毛膜上皮癌、头颈部肿瘤、肺癌、膀胱癌、宫颈癌、皮肤癌的治疗。本药对骨髓和消化道毒性较大，一旦出现严重口腔炎、血性腹泻应立即停药。

巯嘌呤

巯嘌呤(6-MP)为周期特异性药物。临床主要用于急性白血病、绒毛膜上皮癌和恶性葡萄胎的治疗，对恶性淋巴瘤和多发性骨髓瘤也有一定疗效。常见骨髓抑制和消化道黏膜损害。

阿糖胞苷

阿糖胞苷(Ara-C)为细胞周期特异性药物。临床上用于治疗成人急性粒细胞性白血病或单核细胞白血病。有严重的骨髓抑制和消化道反应，静脉注射可致静脉炎，对肝功能有一定影响。

羟基脲

羟基脲(HU)对治疗慢性粒细胞性白血病有显著疗效，对黑色素瘤有暂时缓解作用。也可用作同步化药物，增加化疗或放疗的敏感性。主要毒性为骨髓抑制。肾功能不良者慎用。可致畸胎。

二、影响 DNA 结构和功能的药物

氮芥

氮芥(HN_2)为最早用于临床的抗肿瘤药物，细胞周期非特异性药物。主要用于霍奇金病、非霍奇金淋巴瘤的治疗，尤其适用于纵隔压迫症状明显的恶性淋巴瘤患者。漏于血管外时可致组织坏死和溃疡。

环磷酰胺

环磷酰胺(CTX)为氮芥衍生物，抗瘤谱广，是目前广泛应用的烷化剂。对恶性淋巴瘤疗效显著，对多发性骨髓瘤、急性淋巴细胞白血病、肺癌、乳腺癌、卵巢癌、神经母细胞瘤和睾丸肿瘤等均有一定疗效。常见不良反应有骨髓抑制、消化道反应、脱发等。大剂量应用时，其代谢物丙烯醛经泌尿道排泄，可致出血性膀胱炎，应用美司钠可预防。

白消安

白消安又名马利兰。主要用于治疗慢性粒细胞性白血病，对急性粒细胞性白血病无效。长期应用除骨髓抑制和消化道反应外，还可引起闭经、睾丸萎缩。

塞替派

塞替派的作用机制与氮芥相似，抗瘤谱较广，局部刺激性小，可静脉注射、肌内注射、动脉内注射和腔内给药。主要用于治疗乳腺癌、卵巢癌、肝癌、黑色素瘤和膀胱癌等。主要不良反应为骨髓抑制。

亚硝脲类

本类药物有卡莫司汀（卡氮芥，BCNU）、洛莫司汀（环己亚硝脲，ACNU）、尼莫司汀（ACNU）等。本类药物脂溶性高，易透过血脑屏障。主要用于原发性或转移性颅脑肿瘤的治疗，对恶性淋巴瘤、骨髓瘤等有一定疗效。主要不良反应为骨髓抑制。

顺铂

顺铂（DDP）又名顺氯氨铂。细胞周期非特异性药物，抗瘤谱广，对乏氧肿瘤细胞有效，对非精原细胞性睾丸瘤最有效，对头颈部鳞状细胞癌、卵巢癌、膀胱癌、前列腺癌、淋巴肉瘤及肺癌有较好疗效。主要不良反应有消化道反应、骨髓抑制、周围神经炎、耳毒性、肾毒性。

卡铂

卡铂（CBP）第二代铂类药物。与顺铂相比，活性强、毒性较低。主要用于治疗小细胞肺癌、头颈部鳞癌、卵巢癌及睾丸肿瘤等。

丝裂霉素

丝裂霉素（MMC）为细胞周期非特异性药物，抗瘤谱广，用于治疗肺癌、胃癌、乳腺癌、慢性粒细胞性白血病、恶性淋巴瘤等。主要不良反应为骨髓抑制，局部刺激性大，偶有心、肝、肾毒性及间质性肺炎发生。

博来霉素

博来霉素（BLM）又名争光霉素。临床主要用于鳞状上皮细胞癌的治疗。骨髓抑制相对轻微，但有过敏反应，严重者可致间质性肺炎和肺纤维化。

阿霉素

阿霉素（ADM）又名多柔比星，为细胞周期非特异性药物，抗瘤谱广，疗效高。主要用于对常用抗肿瘤药物耐药的急性淋巴细胞白血病或粒细胞白血病、恶性淋巴瘤、乳腺癌、卵巢癌、小细胞肺癌、胃癌、肝癌及膀胱癌等的治疗。最严重的毒性反应为心肌退行性病变和心肌间质水肿。此外，还有骨髓抑制、消化道反应、脱发、皮肤色素沉着。

放线菌素 D

放线菌素 D（DACT）又名更生霉素，为多肽类抗肿瘤抗生素，细胞周期非特异性药物。抗瘤谱较窄，对恶性葡萄胎、绒毛膜上皮癌、霍奇金病和恶性淋巴瘤、肾母细胞瘤、骨骼肌肉瘤及神经母细胞瘤疗效较好。与放疗合用可提高肿瘤对放射线的敏感性。消化道反应和骨髓毒性明显。

喜树碱类

喜树碱（CPT）是从我国特有的植物喜树中提取的一种生物碱。其衍生物有羟喜树碱(HCPT)、拓扑特肯(TPT)、依林特肯(CPT-Ⅱ)。本类药物对胃癌、绒毛膜上皮癌、恶性葡萄胎、急慢性粒细胞性白血病等有一定疗效,也可用于膀胱癌、大肠癌及肝癌的治疗。CPT毒性较大,不良反应有泌尿道刺激症状、消化道反应、骨髓抑制、脱发等。其衍生物毒性相对较轻。

鬼臼毒素类衍生物

鬼臼毒素的半合成衍生物有依托泊苷(VP-16)和替尼泊苷(VM-26)。依托泊苷在同类药物中毒性最低,临床用于治疗肺癌、睾丸肿瘤及恶性淋巴瘤。替尼泊苷对脑瘤有较好疗效。不良反应有骨髓抑制和消化道反应。

三、抑制蛋白质合成和功能的药物

长春碱类

长春碱(VLB)和长春新碱(VCR)是夹竹桃科植物长春花所含的生物碱,其半合成衍生物有长春地辛(VDS)和长春瑞滨(NVB)。长春碱主要用于治疗急性白血病、恶性淋巴瘤及绒毛膜上皮癌。长春新碱对儿童急性淋巴细胞白血病疗效好,常与泼尼松合用作诱导缓解药。长春地辛主要用于治疗肺癌、乳腺癌、恶性淋巴瘤、食管癌、黑色素瘤和白血病等。长春瑞滨主要用于治疗肺癌、乳腺癌、卵巢癌和淋巴瘤等。长春碱类毒性主要有骨髓抑制、神经毒性、消化道反应、脱发及局部刺激等。长春新碱对外周神经系统毒性较大。

紫杉醇类

紫杉醇对卵巢癌和乳腺癌有独特的疗效,对肺癌、食管癌、大肠癌、黑色素瘤、头颈部癌、淋巴瘤、脑瘤也有一定疗效。其不良反应主要有骨髓抑制、神经毒性、心脏毒性和过敏反应。

三尖杉生物碱类

三尖杉碱和高三尖杉碱是从三尖杉属植物中提取的生物碱,属于细胞周期非特异性药物。本类药物对急性粒细胞白血病疗效较好,也可用于急性单核细胞白血病及慢性粒细胞白血病、恶性淋巴瘤等的治疗。除骨髓抑制、消化道反应、脱发等,偶有心脏毒性。

L-门冬酰胺酶

L-门冬酰胺酶主要用于治疗急性淋巴细胞白血病。常见不良反应有消化道反应等,偶见过敏反应,应做皮试。

四、调节体内激素平衡的药物

某些肿瘤如乳腺癌、前列腺癌、甲状腺癌、宫颈癌、卵巢癌和睾丸肿瘤等与相应的激素失调有关。因此，应用某些激素或其拮抗药改变激素平衡失调状态，可抑制相关肿瘤的生长。该类药物虽然没有细胞毒类抗肿瘤药物的骨髓抑制等毒性反应，但使用不当也会有害。

糖皮质激素类

常用于恶性肿瘤治疗的糖皮质激素类药物有泼尼松和泼尼松龙等。糖皮质激素对急性淋巴细胞白血病和恶性淋巴瘤的疗效较好；对慢性淋巴细胞白血病，除可减少淋巴细胞数目外，还可降低血液系统并发症（自身免疫性溶血性贫血和血小板减少症）的发生率或使其减轻；与其他抗肿瘤药合用治疗霍奇金病和非霍奇金淋巴瘤；少量短期应用可减轻恶性肿瘤引起的发热等明显毒血症。但因其抑制机体免疫力，可能促进肿瘤的扩展。

雌激素类

常用于治疗恶性肿瘤的雌激素是己烯雌酚，可用于前列腺癌和绝经期乳腺癌的治疗。

雄激素类

常用于治疗恶性肿瘤的雄激素是二甲睾酮、丙酸睾酮和氟羟甲酮。雄激素对晚期乳腺癌，尤其是发生骨转移者疗效较佳。

他莫昔芬

他莫昔芬又名三苯氧胺，为合成的抗雌激素药物，是雌激素受体的部分激动剂。主要用于治疗乳腺癌，对雌激素受体阳性患者疗效较好。长期大量应用可出现视力障碍。血象和肝功能异常者慎用，孕妇禁用。

氨鲁米特

氨鲁米特为镇静催眠药格鲁米特的衍生物，能特异性抑制催化雄激素转化为雌激素的芳香化酶的活性，并能诱导肝药酶的活性升高，加速雌激素的代谢。用于绝经后晚期乳腺癌的治疗。

思考题

一、选择题

1. 下列药物中属于周期非特异性的药物是　（　）

A. 氟尿嘧啶　B. 巯嘌呤　C. 甲氨蝶呤
D. 塞替派　E. 长春碱

2. 抗癌药中最严重的不良反应是　（　）

A. 消化道反应　B. 骨髓抑制　C. 脱发
D. 过敏反应　E. 神经炎

3. 长期应用易致出血性膀胱炎的药物是　（　）

A. 氟尿嘧啶　B. 环磷酰胺　C. 白消安

D. 塞替派　E. 长春碱

4. 白血病患者化疗 3 周后，出现足趾麻木、腱反射消失等外周神经炎的表现，引起此不良反应的药物是　（　）

A. 博来霉素　B. 环磷酰胺　C. 阿霉素

D. 塞替派　E. 长春新碱

5. 心脏毒性反应突出的化疗药物是　（　）

A. 博来霉素　B. 环磷酰胺　C. 阿霉素

D. 塞替派　E. 长春新碱

6. 白消安主要用于治疗　（　）

A. 恶性淋巴瘤

B. 急性淋巴细胞白血病

C. 慢性粒细胞白血病

D. 急性粒细胞白血病

E. 黑色素瘤

7. 影响体内激素水平的非细胞毒性抗肿瘤药物是　（　）

A. 博来霉素　B. 环磷酰胺　C. 泼尼松

D. 塞替派　E. 长春新碱

二、问答题

抗恶性肿瘤药物的不良反应有哪些？用药注意事项是什么？

第四十一章　影响免疫功能药物的用药护理

影响免疫功能的药物通过影响免疫应答或免疫病理反应的一个或多个环节而发挥免疫抑制或免疫增强作用，按作用方式分为免疫抑制药和免疫增强药。

第一节　免疫抑制药

免疫抑制剂是一类具有免疫抑制作用的药物，临床主要用于抗器官移植排斥反应和治疗自身免疫性疾病。免疫抑制药按作用机制分为：

1. 抑制白介素-2(IL-2)生成及其活性的药物　环孢素A、他克莫司等。

2. 抑制细胞因子基因表达的药物　糖皮质激素等。（见“肾上腺皮质激素类药物的用药护理”部分）

3. 抑制嘌呤或嘧啶合成的药物　硫唑嘌呤等。（见“抗恶性肿瘤药的用药护理”部分）

4. 阻断T细胞表面信号分子的药物　单克隆抗体等。

环孢素

环孢素又名环孢菌素A，是由真菌代谢产物中提取的一种物质，现已能人工合成。

【作用和临床应用】

环孢素选择性作用于T细胞，抑制Th细胞的活化及相关基因的表达（阻断*IL*-2的效应环节）。对B细胞的抑制作用弱，对巨噬细胞的抑制作用不明显，对自然杀伤(NK)细胞无明显抑制作用。临床主要用于防止器官移植后排异反应的发生，广泛用于肾、肝、胰、心、肺、皮肤、骨髓移植等术后；也用于治疗其他药物不能控制的难治性自身免疫性疾病如类风湿性关节炎、系统性红斑狼疮、银屑病等。

【不良反应及用药监护】

1. 肝肾毒性　此为最常见和严重的不良反应，可出现肌酐、尿素氮升高和一过性肝损害，与剂量相关。用药期间应注意监测肝肾功，必要时可根据血药浓度监测结果来调整用药量。

2. 高血压　用药时需监测血压，必要时加用降压药。

3. 其他　可有食欲减退、恶心等胃肠道反应，也可有多毛、牙龈增生、感觉异常等，继发感染也较常见，多为病毒感染。

他克莫司

他克莫司又名FK506，是强效免疫抑制性大环内酯类抗生素，作用机制与环孢素相似。临床抗移植排斥反应效果较环孢素优，对自身免疫性疾病有一定疗效，如类风湿性关节炎、肾病综合征等。不良反应与环孢素亦相似，肾毒性及神经毒性发生率更高，也可见胃肠反应及代谢异常。

霉酚酸酯

霉酚酸酯可抑制次黄嘌呤单核苷脱氢酶，导致鸟嘌呤合成减少，从而抑制T细胞和B细胞的增殖和生成。主要用于肾移植和其他器官移植术后。主要不良反应为腹泻等胃肠道反应，无明显肝肾毒性。

抗淋巴细胞球蛋白

抗淋巴细胞球蛋白是从用人淋巴细胞免疫的动物（如马、牛等）中获得的抗淋巴细胞血清经提纯后所得。在补体的协同下能破坏人体的T、B淋巴细胞，影响机体的细胞免疫和体液免疫，但对再次免疫应答作用较弱。临床用于防治器官移植排斥反应，也试用于治疗白血病、重症肌无力等自身免疫性疾病。常见不良反应有寒战、发热、血小板减少、关节疾病和血栓性静脉炎等；也可治疗血清病和过敏性休克，并可降低机体免疫力。注射前需做皮肤过敏试验。

来氟米特

来氟米特可选择性抑制活化T细胞的功能，阻断活化B细胞的增殖，减少抗体生成，且有明显的抗炎作用。主要用于治疗类风湿性关节炎及其他自身免疫性疾病。不良反应有腹泻、可逆性转氨酶升高、皮疹等。

第二节　免疫增强剂

免疫增强剂是指单独或与抗原同时应用时能增强机体免疫反应的物质，临床主要用于治疗免疫缺陷病、慢性感染性疾病，也用作肿瘤的辅助治疗药物。免疫增强剂种类繁多，常用的有卡介苗、干扰素、转移因子、白介素-2、胸腺素、左旋咪唑、异丙肌苷等。

卡介苗

【作用和临床应用】

卡介苗是牛型结核杆菌的减毒活菌苗，为非特异性免疫增强剂。具有免疫佐剂作用，即增强与其合用的各种抗原的免疫原性，加速诱导免疫反应，提高细胞和体液免疫水平。临床除用于预防结核病外，主要用于肿瘤的辅助治疗，如黑色素瘤、肺癌等，也可用于膀胱癌术后灌洗，预防肿瘤复发。

【不良反应及用药监护】

1. 局部反应　接种部位出现红肿、溃疡。

2. 过敏反应　患者可出现多形性斑疹性红斑。瘤内注射偶见过敏性休克，甚至死亡。

3. 其他　剂量过大可降低机体免疫功能。

白介素-2

白介素-2(IL-2)也称 T 细胞生长因子，是辅助性 T 细胞产生的细胞因子，现已能用基因工程生产，称人重组 IL-2。

【作用和临床应用】

与 IL-2 受体结合，激活多种免疫反应细胞，诱导干扰素的产生。临床主要用于治疗黑色素瘤、肾细胞癌、霍奇金病等，也可与抗艾滋病药物合用治疗艾滋病。

【不良反应及用药监护】

患者可见发热、寒战、肌肉酸痛等全身反应，也可见恶心、呕吐等胃肠道反应。此外，可见低血压、心律失常、神经系统反应等。

左旋咪唑

左旋咪唑可促进免疫功能低下者体内的抗体生成，可使低下的细胞免疫功能恢复正常，还能增强巨噬细胞的趋化和吞噬功能。临床主要用于免疫功能低下者，与抗肿瘤药合用治疗肿瘤，也可改善自身免疫性疾病如类风湿性关节炎、系统性红斑狼疮等的症状。不良反应主要有胃肠道反应，也可见发热、头痛等，偶见肝功能异常、粒细胞及血小板减少等。

胸腺素

胸腺素是由胸腺分泌的一类促细胞分裂的多肽激素，现已用基因工程合成。可诱导 T 细胞分化成熟，调节成熟 T 细胞的多种功能。用于治疗胸腺依赖性免疫缺陷病(包括艾滋病)、肿瘤及某些自身免疫性疾病。可见发热、头晕等不良反应，少数可出现过敏反应，注射前须做皮试。

转移因子

转移因子又名传输因子，是从健康人白细胞中提取的一种多核苷酸和低分子量多肽，能将供体的细胞免疫信息转移给未致敏受体，使之获得与供体同样的特异和非特异的细胞免疫功能，作用可持续6个月。临床用于治疗先天性和获得性细胞免疫缺陷病，也用于治疗难以控制的病毒和真菌感染，及肿瘤的辅助治疗。不良反应少，少数可见皮疹。

思考题

一、选择题

1. 下列药物中具有免疫调节作用的是　（　　）
   A. 泼尼松　B. 甲硝唑　C. 阿苯达唑
   D. 左旋咪唑　E. 环孢素
2. 具有抗病毒作用的免疫增强剂是　（　　）
   A. 卡介苗　B. 左旋咪唑　C. 干扰素
   D. 白介素-2　E. 他克莫司
3. 下列属于免疫抑制剂的药物是　（　　）
   A. 卡介苗　B. 左旋咪唑　C. 转移因子
   D. 环磷酰胺　E. 胸腺素
4. 防治器官移植术后排斥反应最常用的免疫抑制剂是　（　　）
   A. 泼尼松　B. 环孢素　C. 环磷酰胺
   D. 硫唑嘌呤　E. 来氟米特
5. 环孢素最严重的不良反应是　（　　）
   A. 高血压　B. 肝肾损害　C. 胃肠道反应
   D. 牙龈增生　E. 神经系统反应

二、问答题

1. 常用免疫抑制剂和免疫增强剂有哪些？
2. 简述常用免疫抑制剂和免疫增强剂的应用。

附录　儿科取药量计算方法

新生儿、早产儿及儿童因自身生理特点及脏器功能影响，其用药量与成人不同，可根据一定的公式进行折算。对于儿童口服用药，国内许多药厂按符合其用药量特点的相应规格进行生产，以便于临床使用。但对注射剂型而言，目前国内并未针对儿童生产相应规格的产品，即儿科使用的注射剂与成人所用的是同样的规格，这就为临床儿科取药造成了不方便。护士遵医嘱取药必须进行准确的计算，否则取药量失误，不仅会影响疗效，甚至会对患者造成危害。

一、百分比浓度在用药量计算方面的应用

基本公式：

$$百分比浓度=\frac{溶质的量(\mathrm{g})}{溶液的容积(\mathrm{mL})}\times 100\%$$

$$溶质的量(\mathrm{g})=溶液容积(\mathrm{mL})\times 百分比浓度$$

根据溶液稀释前后溶质的量相等得：

$$C_1V_1=C_2V_2$$

C——百分比浓度，V——溶液的容积

例：配制75%乙醇溶液100 mL需95%乙醇多少mL？

由　$C_1V_1=C_2V_2$

得　$100\times 75\%=V_2\times 95\%$

$$V_2=79(\mathrm{mL})$$

思考题：5%的苯扎溴铵10 mL，要配成0.1%的溶液需加蒸馏水多少毫升？

二、液体注射剂取药量计算方法

根据所取药液与应用针剂的百分浓度一致得公式：

$$\frac{M_1}{V_1}=\frac{M_2}{V_2}$$

M——溶质的量，V——溶液的容积

例：地塞米松针剂的规格是 5 mg/mL，若取地塞米松 2 mg 入液，需用注射器抽取多少毫升药液？

将数值代入公式： $\frac{5}{1}=\frac{2}{V_2}$

$$V_2=0.4(\text{mL})$$

思考题：喘定针剂规格是 0.25 g/2 mL，若取喘定 80 mg，需用注射器抽取多少毫升药液？

三、粉针剂取药量计算方法

先设定溶解粉针剂所需液体的容积数，再根据上述公式计算取药量。一般设定的溶解针剂的液体容积量不要超过该针剂安瓿容纳量，通常最多不超过 20 mL。

例：粉针剂更昔洛韦的规格是 50 mg/支，遵医嘱取 35 mg 入 5%葡萄糖液 100 mL 静滴，如何抽取药液？

1. 为方便计算，先设定用注射器抽取 5 mL 注射用水溶解药物；

2. 根据上述公式得： $\frac{50}{5}=\frac{35}{V_2}$

$$V_2=3.5(\text{mL})$$

即药物溶解后用注射器抽取 3.5 mL 药液。

思考题：粉针剂头孢替安规格是 0.5 g/支，取 0.28 g 入 5%葡萄糖液 50 mL静滴，如何准确抽取药量？

病例分析

1. 患者，男，34 岁，高热、头痛、呕吐 1 天，昏迷 5 小时。患者于一天前突然出现寒战、高热、头痛，当天下午在医务室肌注青霉素 80 万单位，并服复方新诺明及 APC，回家后病情未见好转，头痛剧烈，伴有呕吐，呈喷射性，随之出现烦躁不安，渐神志不清，急症入院。体检：T 40 ℃，P 140 次/分，BP 70/45 mmHg，神志昏迷；呈躁动状态，胸腹及下肢可见散在性瘀斑，心、肺、腹无特殊发现，颈项强直、凯尔尼格征阳性。化验：WBC 18.6×10^9/L，中性 92%，淋巴 5%，单核 3%。脑脊液压力 3.96 kPa，外观浑浊，涂片找到革兰

阴性双球菌。诊断:流行性脑脊髓膜炎并中毒性休克。讨论:(1)应选哪些药物进行对因和对症治疗?(2)所选药物可有哪些不良反应?应如何做好用药护理?

2. 某女,50 岁,患者 2 年前因全身酸痛、四肢关节红肿在某院疑诊为风湿性关节炎,间断服泼尼松。入院前 4 个月,患者全身痛加重,并伴有咳嗽、低热。胸透有"陈旧性肺结核",仍继续用泼尼松 30 mg/d,连用 3 个月。1 个月前咳嗽加重,吐黄脓痰,发热 39 ℃。继续用泼尼松,病情渐加重。胸透示"右上肺有一大空洞,左肺多个小空洞"。痰培养有副大肠杆菌、白色念珠菌生长,结核菌培养阳性。诊断为滥用激素诱发肺部感染。讨论:(1)风湿性关节炎是否可用泼尼松治疗?(2)为什么滥用激素可诱发感染?(3)从本病例中吸取经验,应用糖皮质激素应如何做好相应的用药护理?